下肢静脉曲张治疗精要

东南大学出版社
SOUTHEAST UNIVERSITY PRESS
·南京·

图书在版编目（CIP）数据

下肢静脉曲张治疗精要 / 郑月宏,梅家才,汪涛主
编 . —南京:东南大学出版社,2016.6(2024.11 重印)
ISBN 978 - 7 - 5641 - 6591 - 8

Ⅰ .①下… Ⅱ .①郑… ②梅… ③汪… Ⅲ .①下肢静
脉曲张—诊疗 Ⅳ .① R543.6

中国版本图书馆 CIP 数据核字（2016）第 133274 号

下肢静脉曲张治疗精要

出版发行	东南大学出版社
出 版 人	江建中
社 址	南京市四牌楼 2 号（邮编 210096）
印 刷	广东虎彩云印刷有限公司
经 销	全国各地新华书店
开 本	700 mm×1000 mm 1/16
印 张	12.75
字 数	210 千字
版 次	2016 年 6 月第 1 版 2024 年 11 月第 5 次印刷
书 号	ISBN 978 - 7 - 5641 - 6591 - 8
定 价	60.00 元

* 东大版图书若有印装质量问题,请直接向营销部调换。电话:025-83791830。

《下肢静脉曲张治疗精要》
著者信息

主　审：管　珩　钱水贤　刘　鹏　丁　滨
主　编：郑月宏　梅家才　汪　涛
副主编：崔佳森　王晓天　李昭辉　王小平
编　委：（按姓氏拼音排序）

曹　娟　　首都医科大学宣武医院
崔佳森　　复旦大学附属华东医院
丁　锐　　合肥市第一人民医院
丁晓毅　　上海交通大学医学院附属瑞金医院
方　伟　　江苏省无锡市嘉仕恒信医院
方子兴　　成都市川蜀血管病医院
房福元　　深圳市罗湖医院集团
郝　斌　　山西大医院
郝玉军　　山东省寿光市人民医院
黄小进　　厦门大学附属中山医院
姜双鹏　　首都医科大学附属北京朝阳医院
蒋　鹏　　北京积水潭医院
孔　杰　　中日友好医院
雷志荣　　深圳市罗湖医院集团
李春民　　首都医科大学附属北京朝阳医院
李慧敏　　深圳市人民医院
李学峰　　首都医科大学附属北京宣武医院
李勇辉　　中山大学第一医院
李昭辉　　四川省宜宾市第一人民医院
刘　丽　　黑龙江省医院
陆欣欣　　北京协和医院
梅家才　　上海交通大学附属上海市第六人民医院
牟德堂　　山东省寿光市人民医院
潘　烨　　上海交通大学附属上海市第六人民医院

裴长安	山东省潍坊市人民医院
任补元	内蒙古自治区人民医院
邵明哲	上海交通大学附属上海市第六人民医院
邵 江	北京协和医院
孙宝华	山东省济南市第四人民医院
孙 波	山东省潍坊市人民医院
谭 敏	深圳市罗湖医院集团
陶 立	宁夏自治区石嘴山市第一人民医院
汪 涛	深圳市罗湖医院集团
王劲松	中山大学第一医院
王清霖	首都医科大学附属北京宣武医院
王小平	上海中医药大学附属市中医医院
王晓杰	北京协和医院
王晓天	安徽省立医院
文 军	深圳大学妇幼保健院
吴海生	上海交通大学附属上海市第六人民医院
吴忠寅	合肥市第一人民医院
伍爱群	上海交通大学附属上海市第六人民医院
武 欣	中国中医科学院望京医院
辛跃杰	深圳市平湖人民医院
徐益鸣	厦门大学附属中山医院
杨 涛	山西大医院
叶志东	中日友好医院
尹扬军	复旦大学附属华东医院
张 健	上海交通大学附属上海市第六人民医院
张杰峰	山东省潍坊市人民医院
张 宁	深圳市罗湖医院集团
张 琦	上海交通大学附属上海市第六人民医院
张望德	首都医科大学附属北京朝阳医院
郑月宏	北京协和医院
周建华	云南省大理州人民医院

学术秘书：潘　烨

郑月宏主编简介

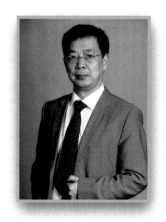

郑月宏，山东籍，北京协和医院血管外科教授，主任医师，博士生导师。从事外科工作 20 余年，始终在临床和科教工作一线，获得全国广大患者和血管外科同行好评。师从我国著名血管外科学者管珩教授，擅长周围血管外科疾病的开放手术和介入治疗，对于疑难杂症血管疾病治疗有独到见解和创新。先后赴美国 Cleveland Clinic、澳大利亚 Epworth 医院等任访问学者，在澳门山顶医院开展血管外科专科医师工作 2 年，交流微创和介入治疗技术。近年来创新和改进手术方式多种，获得北京协和医院医疗成果奖，并在国际杂志发表并获得推广。对于颈部、胸部大血管病变和腹主动脉瘤腔内介入和手术诊治有较多研究。临床带教博士、硕士研究生和协和医大八年制学生，以及全国各地的进修医生。在北京协和医院和国内多家单位完成医教研工作之余，牵头开展血管慢病的基层推广和专家共识总结，推动微循环亚学科学术发展和周围血管疾病学会的公益活动。

兼任中国微循环学会常务理事，世界卫生组织（WHO）外科急症委员会项目委员，筹建亚太血管学术联盟，中国微循环学会周围血管疾病专业委员会主任委员，国际腔内专家协会（ISES）会员，国际布加综合征联盟会员，澳门外科学会学术顾问，中华医学会组织工程分会血管外科委员，北京医学会创面修复专家，中国病理生理学会血管医学分会委员，中国老年学会血管分会委员，北京市卫计委高层次评审专家，国家自然基金和北京自然基金评审专家，九三学社协和支委委员等。兼任国内多家医学院客座教授和名誉主任,开展临床和科研合作工作。兼任《中华老年多器官疾病杂志》《中华血管外科杂志》《临床实用杂志》《临床误诊误治》等多家核心期刊编委,担任《J Cardiovascular Surg》《ANN Vasc Surg》等多家 SCI 杂志,以及《中华外科杂志》《中华普通外科杂志》《中华医学杂志》等中文核心期刊审稿人。主编《腔静脉外科》《血管透析通路》等血管疾病专著 6 部,在中文核心期刊发表论著等 100 余篇,以血管外科手术方式总结为主,发表 SCI 文章 20 余篇。获华夏科技进步奖两项。

梅家才主编简介

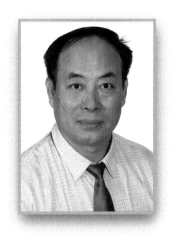

梅家才，上海交通大学附属上海市第六人民医院普外科主任医师，教授。兼任中国微循环学会周围血管专业委员会全国下肢静脉曲张学组组长，中国医师协会腔内血管专业委员会静脉倒流性疾病学组委员，中国医疗促进会周围血管专业委员会静脉通路学组委员，上海市医疗事故技术鉴定专家委员会成员。毕业于中山医科大学，从事普外科临床工作近 30 年，曾担任上海交通大学附属上海市第六人民医院东院外科执行主任。对各种血管疾病、甲状腺、腹壁疝以及肿瘤等疾病治疗具有丰富临床经验，手术精湛娴熟。近 20 年主攻方向为血管外科，擅长血管外科各种动静脉疾病的诊治，包括各种动脉瘤、动脉硬化闭塞疾病；下肢静脉曲张、深静脉血栓形成及血管瘤和糖尿病足等疾病，尤其在静脉疾病的微创治疗方面有独到之处。微创激光手术治疗静脉相关疾病病人超过万例，曾先后出访美国、德国、瑞士、日本、韩国等交流学习，指导国内数百家医院开展新技术的推广。2004年开始每年举办国家级继续教育项目"下肢静脉曲张微创治疗"（I 类学分 10 分），"下腔静脉滤器技术学习班"（I 类学分 10 分）。完成多项研究课题，参编《汪忠镐血管外科学》等著作 6 部，发表学术论文20 余篇。

汪涛主编简介

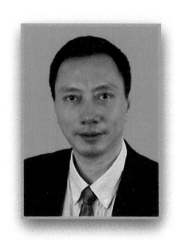

　　汪涛，深圳市罗湖医院集团心脏血管中心主任，主任医师。兼任中国微循环学会周围血管疾病专业委员会全国下肢静脉曲张学组组长，中国微循环学会周围血管疾病专业委员会深圳分会主任委员，中国微循环学会周围血管疾病专业委员会委员，中国老年医学会血管疾病专家委员会委员，中国医疗保健国际交流促进会糖尿病足分会委员，广东省医学会心血管外科专业委员会委员、血管外科专业委员会委员，广东省医师协会心外科医师分会委员、大血管疾病医师分会委员，广东省中西医结合学会心胸外科专业委员会常务委员，深圳市医师协会血管外科医师分会副会长，深圳市欧美同学会医疗行业专业委员会副主任委员，深圳市劳动能力鉴定专家。1994年毕业于华西医科大学，先后在深圳市孙逸仙心血管医院、深圳市人民医院、深圳市龙岗人民医院工作，2015年10月调入深圳市罗湖医院。曾在国家心血管中心、上海儿童医学中心等国内著名医学中心学习，先后在德国柏林心血管中心、新加坡国家心脏中心、美国明尼苏达大学微创心脏中心、美国圣地亚哥心血管中心研修。作为主要参与者成功完成了心脏移植、肺移植、机器人冠脉搭桥等手术，曾主刀完成广东地区首例心脏不停跳瓣膜置换手术。从事心脏血管临床工作二十余年，在心脏瓣膜置换、冠状动脉搭桥、先心病的综合诊疗方面具有较深的造诣。近年来在主动脉夹层、胸腹主动脉瘤的腔内治疗、下肢动脉闭塞与血栓性静脉疾病的腔内治疗、静脉曲张微创激光腔内治疗等方面取得了不俗的成绩。

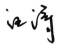

序言

  大隐静脉曲张是血管外科和基本外科最常见的静脉疾病,其缓慢发展、反复发作、治疗困难等特征常常使患者丧失劳动能力,降低生活质量,患病人群消耗大量的医疗资源,因此对下肢大隐静脉曲张的综合防治研究越来越受到关注和重视。2016 年是"十三五"开局之年,卫计委提出拟在"十三五"期间实施 5 个重大战略,首要一项就是实施慢性病综合防治战略。慢病管理是一项国家层面的系统工程,慢病患者是中国最大的患病人群。管理好这个人群,对国家的公共卫生事业、对提高全民卫生健康水平都会是巨大的贡献。针对每一个病种,我们都要考虑如何针对国内的实际情况,来因地制宜为广大慢病患者提供服务。

  国家对精准医疗的宏观战略规划,就是要推动和改进我国慢病管理模式,解决瓶颈问题。我国精准医疗的战略意义就是提升疾病诊治水平,精准医学的发展将使目前临床疾病诊断方式、分类分型,临床诊疗路径、规范、指南、标准发生革命性的变化,精准医学为医生决策提供更为精准的手段和依据。借此契机,《下肢静脉曲张治疗精要》即将面向读者。

  郑月宏、梅家才、汪涛教授等主编的《下肢静脉曲张治疗精要》是一本帮助血管外科以及基本外科等专业临床医生提高下肢静脉曲张诊疗技术的实用性书籍,指导大家解决临床工作中常见疑难问题。有助于中青年医生和基层医生缩短学习曲线,而且对大型血管外科中心的专家也有裨益。很高兴看到这部由中国微循环学会周围血管疾病专业委员会静脉曲张学组牵头的书稿,结合"面向基层、立足专病、碎步快跑"的学术推广模式,特此加以推荐。

中 国 工 程 院 院 士
中 国 微 循 环 学 会 理 事 长
北 京 大 学 医 学 部 主 任

2016 年 4 月 24 日 　于北京

寄语

自 19 世纪 60 年代，Friedrich Trendelenburg 医生开创了下肢静脉曲张的外科治疗时代，近年来，随着国内外学者对下肢慢性静脉功能不全的深入研究，尤其是对深静脉瓣膜功能不全的认识，使传统对下肢浅静脉曲张的概念发生根本的转变。下肢浅静脉曲张已不再被认为是一个独立的疾病，而是一种可由多种不同病因引起的共同临床表现。进入 21 世纪后，静脉疾病再次引起学者的兴趣并逐渐出现技术的革新，随着急性深静脉血栓形成（deep venous thrombosis, DVT）认知的深入，血栓性及静脉反流性疾病随之越来越被重视。

下肢静脉曲张是血管外科常见病，相对于大血管疾病诊断治疗的复杂性，它属于"小"病。也正因此，下肢静脉曲张的治疗更多地在基层医院开展，尤其随着各种微创治疗技术的应运而生，越来越多的地市级以下医院和非公立医院将静脉曲张作为特色治疗技术加以推广，这也符合我国医疗卫生改革的分级诊疗政策。但是，在各种新治疗技术推广应用的过程中，就更要强调诊疗规范，合理选择适应证，强调个体化治疗策略，才能最大限度发挥静脉曲张微创治疗的技术优势，保障患者安全。

我很欣慰地看到，过去两年来，在郑月宏教授的带领下，中国微循环学会周围血管病专委会本着面向基层、立足专病、碎步快跑的学术推广宗旨，做了大量有益的工作，且初见成效。而成立不足一年的该专委会静脉曲张学组，也在梅家才、汪涛两位教授的带领下，有序开展着静脉曲张走基层的学术推广工作，又在这么短的时间内出版了这部《下肢静脉曲张治疗精要》专著，着实是不俗的成绩！本书覆盖了静脉曲张治疗的全部内容，重点突出，指导性强，对于重要的治疗技术，提供了详尽的手术方法，疑难问题解决策略，在整体治疗决策上提供了非常有益的建议。

如前所述，静脉曲张是相对"小"的血管疾病，往往也不容易被大型血管外科中心重视，但梅家才等一批专家十余年如一日，专注于下肢静脉曲张的诊疗，积累了丰富的临床经验，治疗技术精进，治疗策略把握得当，形成独到的特色，这是相当不易的。今天，郑月宏、梅家才、汪涛教授又组织全国血管外科的中青年专家通过这样一本实用型临床工作手册，与广大临床医生分享他们的技术和经验，这种精神也非常值得赞赏。

由衷期望中国微循环学会周围血管病专委会静脉曲张学组在今后的工作中，进一步立足基层、把握前沿，逐步建立完善符合中国国情的静脉曲张规范化诊疗体系。

管 珩

2016 年 5 月 24 日

前言

　　下肢静脉曲张是一个古老的疾病,最早有关静脉曲张的诊治记录可追溯到公元前 1550 年 Ebers Papyrus 的描述。1593 年, Fabricius 发表了关于静脉曲张外科治疗的文献。1854 年, Unna 介绍了他的弹力套(Unna boot)对静脉瓣膜功能不全的非手术治疗方法; 1864 年, 法国医生 Pravaz 开创了静脉曲张的硬化治疗; 1891 年, Trendelenburg 开始行大隐静脉高位结扎; 1905 年 Keller 开始行大隐静脉剥脱术。数百年来,外科学家对静脉曲张的认知逐步加深。1980 年 Kistner 在总结经验的基础上,确定原发性下肢深静脉瓣膜功能不全是一个新的疾病,与单纯性大、小隐静脉曲张和深静脉血栓形成后遗症三者共存,提出了慢性下肢静脉病的新概念,使传统对下肢浅静脉曲张的概念发生根本的转变。

　　近 20 年来,越来越多的微创技术逐步应用于下肢静脉曲张的治疗,治疗理念、方法与技术等都有了显著的进步,朝着更有效、更微创的方向发展,治疗成功率不断提高,并发症发生率有所下降。但是,每种治疗方法各有利弊,最好的方式是根据患者的具体病情选用合理的治疗方法,尽量减少并发症及复发率,多种方法的联合使用是治疗下肢静脉曲张的发展趋势。

　　尽管如此,不能不看到,当前我国临床医师对下肢静脉曲张的认知仍存在着局限性。大型血管外科中心的医师较多关注动脉疾病甚至只关注大动脉疾病,而许多基层医院外科医生对下肢静脉曲张疾病的认识又仅仅停留在比较肤浅的层面上,甚至一些个体诊所的医师仅仅凭借自己了解的一知半解的方法进行所谓"超微创技术"的治疗,从整体状况看,诊断和治疗都亟待建立规范化的体系。近年来,随着下肢静脉曲张许多微创治疗方法的出现,使得越来越多的血管外科专家意识到,随着新的治疗方法在临床上被广泛应用,势必会伴随各种问题的出现,逐步建立相对完善的治疗规范体系来指导各级医生临床实践显得愈发迫切。也基于静脉曲张学组在走基层学术活动中听取的意见与呼声,在中国微循环学会周围血管病专委会领导下,静脉曲张学组组织编写了这本下肢静脉曲张临床实用型工具书,对规范静脉曲张的诊疗具有重要意义。

自 2015 年 11 月静脉曲张学组成立以来,围绕周围血管病专委会的学术宗旨,学组开展了一系列"走基层、讲规范"的学术活动,受到各级基础医师的欢迎和肯定。本书是配合中国微循环学会周围血管病专业委员会静脉曲张学组的静脉曲张走基层活动提供的一部辅助工具书和实用型教材。我们组织了国内当前在静脉曲张治疗方面卓有建树的中青年专家执笔,其中不乏崭露头角的新锐学者。在内容设计方面,力求密切结合临床实际,涵盖静脉曲张的解剖和病理生理特点到临床实践研究;对临床治疗方法力求全面介绍保守治疗、手术治疗和微创治疗方法;而鉴别诊断、治疗决策和并发症防治等方面内容,可以令读者对临床决策中棘手的问题能得到启发。

尽管本书所有编者怀着良好愿望并在书稿写作中付出了最大的努力,但由于水平有限,以及时间因素,难免存在不足和疏漏,敬请各位同道斧正。

郑月宏　梅家才　汪　涛

2016 年 4 月 25 日

目录

第一章 绪 论

第一节 定义及分类

一、定义

下肢静脉曲张又称下肢浅静脉瓣膜功能不全,是指从下肢表面静脉凸起到持续的静脉瓣失去功能的过程,这是由于静脉在持久压力下扩张的结果,使之延长、迂曲,逐步呈袋状变及变薄。本病多见于从事站立工作或体力劳动的人,一般以中、壮年发病率最高,临床表现早期仅有患肢酸胀、乏力、沉重等症状,浅静脉轻度扩张、显露,后期可因静脉瘀血而引起营养障碍,色素沉着,在足靴区并发经久不愈的顽固性溃疡,并发下肢溃疡。

下肢静脉曲张属于中医"筋瘤"范畴,《外科正宗》记载:"筋瘤者,坚而面紫,累累青筋,盘曲甚者,结若蚯蚓。"下肢静脉曲张并发溃疡属于"臁疮"的范畴,亦有称"裙边疮"、"老烂腿"等。《灵枢·刺节真邪篇》云:"臁疮者,风热湿毒相聚而成,有新旧之别,内外之殊";《外科大成》中谓:"臁疮,女人为裙风裤口";《外科正宗》曰:"臁疮者,生于两臁,初起发肿,久而腐烂或津淫瘙痒,破而脓水淋漓",这些都详细描述了下肢静脉曲张及其并发症的临床表现,对后世认识本病有较深远的指导意义。

二、分类

下肢静脉曲张根据病因分为原发性和继发性两类。

原发性下肢静脉曲张表现为浅静脉异常扩张、迂曲延长,不伴深静脉病变。先天性静脉壁薄弱和静脉瓣膜结构不良是其主要发病因素。重体力劳动、长时间站立和各种原因引起的腹内压增高等,均可使瓣膜承受过度的静脉压力,在瓣膜结构不良的情况下,导致瓣膜关闭不全,产生静脉血液反流。由于浅静脉管壁肌层薄且周围缺少结缔组织,静脉血液反流可以引起静脉增长增粗,出现静脉曲张。由于下肢静脉压增高,在足靴区出现大量毛细血管并通透性增加,产生色素沉着和脂质硬化。由于大量纤维蛋白的堆积,阻碍了毛细血管与周围组织的交换,可导致皮肤和皮下组织的营养性改变。

继发性下肢浅静脉曲张与深静脉阻塞、深静脉瓣膜功能不全有关。深静脉血栓形成、机械性阻塞深静脉造成下肢静脉血回流障碍,从而导致下肢浅静脉内血流增加,压力增大,浅静脉由扩张转为曲张并逐渐加重。而深静脉形成后的血栓机化再通致瓣膜破坏-下肢深静脉血栓形成后遗症(post-thrombotic syndrome,PTS),也是继发性下肢浅静脉曲张的主要原因之一。原发性下肢深静脉瓣膜功能不全指深静脉瓣膜不能紧密关闭,引起血液逆流,从而导致下肢浅静脉曲张,但无先天性或继发性原因,有别于深静脉血栓形成后瓣膜功能不全及原发性下肢静脉曲张。

(孙宝华　郑月宏)

第二节　流行病学概况

一、静脉曲张的发病率

静脉疾病在血管外科公共论坛和血管培训会议中常常不被重视,而事实上在美国该病的发病率超过了冠状动脉疾病、周围动脉疾病、充血性心力衰竭和卒中总的发病率。慢性静脉功能不全及其相关的静脉曲张的发病率与年龄、性别、地理位置等多种因素相关。据全球范围的流行病调查发现,静脉疾病在西方和工业化国家发病率高于其他国家和地区。外界环境因素及患者本身的病理状况,包括家族史、肥胖、老龄、妊娠、女性等都是该病的高危因素。在 CVI 临床各期患者中,隐静脉(包括大隐静脉和小隐静脉)反流肢体的共占 CVI 的 22% ～ 35%,而单纯小隐静脉反流肢体的发病率在 CVI 中仅占 14%。笔者的研究以及 Labropoulos 的研究均证明小隐静脉反流在轻度 CVI 中常见,发生率分别为 71% 和 67%;英国 Ruckley 等进行的大规模研究显示,人群样本 1 566 条肢体小隐静脉,静脉反流的发病率达 10%。

二、与静脉曲张发病率相关的因素

1. 与性别及年龄的关系

19 世纪 30 年代至 60 年代,一些大型研究报告显示,静脉曲张在普通人群中的平均发病率约为 2%。美国近年来的研究数据显示,静脉曲张女性发病率

（27.7%）约为男性发病率（15%）的两倍。然而近年来,大规模人群研究如爱丁堡静脉研究等显示,下肢主干静脉曲张的年龄调整发病率男性为 40%,女性为 32%。美国 2013 年的报告显示,65 岁以上人群中静脉曲张发病率为 10% ～ 35%,合并静脉溃疡者高达 4%。

2. 与体位的关系

早在公元前就有描述静脉曲张的记载。在许多人的下肢亦可见到明显曲张的静脉。人类直立行走造成的血流动力学结果就是静脉曲张,主要累及下肢,这也直接反映了静水压在下肢静脉曲张的病理生理过程中所发挥的作用。体重与 VV 的程度及症状之间的关系多变。肢体的症状一般集中于局部,包括疼痛、瘙痒和肿胀,曲张的静脉有时还会破溃和出血。但绝大多数曲张的静脉反而不易形成血栓,即便是血液相对缓慢地流动于这些曲张的静脉内。该事实反映了静脉内皮具有天然的抗凝本质,即使是在结构异常的静脉中。

下肢静脉曲张最初形成的典型部位是大隐静脉及其浅静脉属支分布的区域。相关的危险因素众多,包括多次妊娠、长时间站立、女性,以及罕见的先天性瓣膜缺失。此外,本病形成可能是早期急性深静脉血栓形成（deep venous thrombosis, DVT）或创伤的结果。

3. 与遗传的关系

一些流行病学研究的结果支持下肢静脉曲张形成存在遗传易感性。如果父辈患有 VV,家族成员再患 VV 的可能性就更高;倘若父母双方均受累,则子女患病的概率就要高得多。另一项前瞻性研究检查了 67 位患者及其父母共 402 例研究对象,被分为患者、父母一方患病、父母双方患病和父母双方均未患病 4 个组。如果父母一方患病,儿子有 25% 的患病风险,而女儿的风险是 62%;若双方父母均未患病,子女患病的风险仅有 20%。这些数据显示 VV 具有常染色体显性遗传的特点,并伴有多变的外显率。

（汪　涛　房福元）

第三节　治疗进展

自 19 世纪 60 年代，Friedrich Trendelenburg 医生开创了下肢静脉曲张的外科治疗。20 世纪后期，静脉功能的诊断性辅助检查取得显著进步，而静脉曲张的外科治疗在早期创新的基础上仅有些微技术改进。进入 21 世纪后，静脉疾病再次引起学者的兴趣并逐渐出现技术的革新，随着 DVT 认知的深入，血栓性及静脉反流性疾病越来越被重视，热消融技术治疗慢性静脉疾病也引起了业界关注。尽管目前硬化剂疗法和静脉内热消融技术（endovenous thermal ablation, EVA）对浅静脉疾病的治疗起着重要的作用，但外科手术治疗在临床应用中依然是非常必要的。

一、传统外科手术技术溯源

Friedrich Trendelenburg 医生不仅将 Trendelenburg 试验广泛应用于临床，并且通过大隐静脉结扎术来治疗静脉曲张。1916 年，John Homans 首次描述了在隐股静脉交界处高位结扎大隐静脉的术式，并在临床上沿用至今，成为治疗下肢静脉曲张的经典术式。Mayo 兄弟首次开展了自腹股沟延至膝下单一长切口切除大隐静脉的术式，它可以保证有效消除大隐静脉的反流，认为与单纯结扎术相比，将隐静脉切除会有更好的治疗效果，但该术式创伤大，手术时间长，并且可能导致伤口并发症。外用"环形静脉剥离器"的应用使静脉切除手术得到改进，而决定性的技术进步为 Babcock 发明的静脉腔内剥离器的应用。

确定为原发性大隐静脉曲张的患者，凡有症状者，如无手术禁忌证都可以施行手术治疗。大隐静脉及其分支静脉曲张、小隐静脉曲张（small saphenous vein, SSV）及腘窝处等这些部位的静脉曲张被认为是导致慢性静脉功能不全（chronic venous insufficiency, CVI）的重要因素，而且它们尤其适于外科开放性手术治疗。手术方法主要有大隐静脉高位结扎加剥脱术，此种手术方式简单、疗效可靠、成功率高，但创伤较大、切口感染风险高、术后疼痛、皮下瘀血明显，恢复慢，且复发率高达 26%～62%。因此，接受传统手术的患者愈来愈少，正被各种微创手术所替代。

二、静脉腔内治疗技术沿革

随着现代医疗技术的发展，各种微创技术、静脉腔内 / 外技术及泡沫硬化剂治疗广泛应用于静脉曲张的治疗，具有创伤小、并发症少、术后恢复快的特点。近年来,静脉曲张的静脉内治疗越来越受到人们的关注。静脉内治疗是一项微创的、基于导管的技术,通过使靶血管内皮受损、血栓形成及纤维化导致血管管腔闭合。各种治疗方法都有其独特的优势,但其适应证也存在着不同程度的重叠。

静脉内热消融治疗最引人注目的技术是射频消融术(radiofrequency ablation, RFA)和激光闭合术(endovenous laser ablation, ELA)。RFA和ELA分别于1999年和2002年在美国被批准应用于临床。另外还有腔内微波术(endovenous microwave ablation, EMA)、腔内电凝术(endovenous electrocoagulation ablation, EEA)等。虽然各种方法闭合静脉的作用机制不同,但都是把不同形式能量转换成热能对病变血管进行热损伤,其目的均是引起曲张静脉内皮损伤并出现炎症反应,最终导致静脉管腔闭合并最终纤维化,从而达到与传统手术治疗类似的效果。目前,ELA的临床应用愈加普及。环形激光技术(1 470 nm+环形光纤)是目前最为先进的方法,可大大缩短手术时间,平均手术时间仅 15 ~ 20 min,甚至可以无须住院,实现日间手术,给患者提供极大便捷,具有良好的应用前景。

硬化剂治疗静脉曲张也是一种常用的静脉腔内治疗技术,在临床应用已经有很长历史,是将化学硬化剂注入静脉管腔,使静脉出现无菌性炎性反应。早期使用的液体硬化剂疗效并不理想,随后出现的泡沫硬化剂改变了这一状况。细腻丰富的泡沫能够更好地驱赶血液,使药物与静脉管壁充分接触,产生静脉炎性反应、痉挛、静脉血栓形成,最终达到闭塞管腔的作用。泡沫硬化剂以其创伤小、痛苦轻、费用低、并发症少、无瘢痕遗留、方便重复治疗等优势正在被众多的血管外科医生应用于下肢静脉曲张患者。目前国际上常用的泡沫硬化剂主要有十四烷基磺酸钠(STS)和聚多卡醇(POL)。尽管硬化剂最常用于小静脉的治疗,但有研究显示此方法确实可以应用于各种类型的曲张静脉的治疗。超声引导下硬化剂注射治疗是近年改良方式之一,是在硬化剂注射治疗前提下为进一步提高手术准确度而设计的。通过超声的准确定位,可大大提高局部硬化剂注射精度,减少局部各类并发症。且超声属无创治疗,不增加患者任何痛苦。超声引导下经导管硬化剂注射疗法目前也有报道,可以使治疗更加精准,疗效确切,减少硬化剂的应用总剂量。

三、静脉腔外治疗技术沿革

浅表曲张静脉旋切刨吸术(TriVex术)是较常用的静脉腔外治疗方法之一。TriVex术采用美国 TriVex 刨吸系统,在直视下刨吸去曲张静脉。此手术首先在欧美等地开展,属于微创手术,切口少而小,手术时间短,术后恢复快,治疗彻底,不易复发,适用于所有下肢静脉曲张,亦可用其他方法处理大隐静脉主干(剥脱或闭合)。此手术虽然切口小,但是皮下创面仍然较大,术后血肿及麻木感的发生率比较高,是影响其广泛推广的主要原因。

另一种常见的静脉腔外治疗的方法是内镜深筋膜下穿支静脉离断术（subfascial endoscopic perforator vein ligation，SEPS），主要是针对穿支静脉的处理。对于静脉曲张合并穿支静脉功能不全的患者，是否需要处理穿支静脉，目前没有统一的指征。对于以下几种情况建议结扎穿支静脉：① C6 级，促进溃疡愈合；② C5 和 C6 级，预防溃疡复发；③ C2 至 C5S 级，减轻 CVD 严重程度，并消除症状；④ C2 至 C4 级，防止病情向更严重的程度演变。SEPS 通过小切口直视下处理交通静脉，结扎功能不全的交通静脉，促进溃疡愈合。但手术时间长，对设备要求比较高，术后可能出现患肢疼痛及皮下气肿血肿。亦有经皮穿刺穿支静脉，利用激光、射频及硬化剂治疗穿刺，此类操作必须在超声引导下完成，避免探头及光纤导管进入深静脉引起深静脉损伤。

四、光学治疗的沿革与进展

　　对于 C1 期患者及因硬化剂治疗后出现的网状毛细血管扩张，皮肤激光和强脉冲光装置是目前常用的治疗选择之一。皮肤激光和强脉冲光装置能够穿过皮肤治疗靶血管而不会对皮肤和周围组织产生损伤，主要针对毛细血管扩张症和直径 < 3 cm 的网状静脉扩张。选择合适的波长、脉冲宽度、光点大小及能注量等参数设置来对不同大小和位置的靶静脉进行治疗。目前常用的皮肤激光治疗系统包括磷酸钛氧钾（KTP）（532 nm）、脉冲燃料（585 ～ 605 nm）、翠绿宝石（755 nm）、二极管（810 nm）等。

（邵明哲　方　伟　梅家才）

第二章 下肢静脉系统解剖特点

第一节 下肢浅静脉系统

一、大隐静脉及其属支

1. 解剖特点

大隐静脉（great saphenous vein）收集足、小腿和大腿内侧部以及大腿前部浅层结构的静脉血，全长约 76 cm，起自足背静脉网内侧，经内踝前方 1 cm 上行至小腿前内侧，沿小腿内侧伴随隐神经上行，绕股骨内侧髁后方约 2 cm，进入大腿内侧部，在此处大隐静脉与股及其属支与小隐静脉、深静脉有广泛的穿通支吻合。进入大腿后与内侧皮神经伴行，再沿内侧上行，并逐渐转前方，最后于耻骨结节下外方 3～4 cm 穿隐静脉裂孔汇入股静脉，其汇入点称隐股点。隐神经为分布于小腿前内侧区的一条皮神经，在小腿上部隐神经居静脉后方，在小腿下部则绕至静脉前方。见图 2-1-1。

汇入股静脉前，大隐静脉收纳 5 条属支：①腹壁浅静脉（superficial epigastric vein）：引流腹壁下部的浅静脉血液；②旋髂浅静脉（superficial iliac circumflex vein）：收纳腹壁下部和股上部、外侧部的浅静脉血液；③阴部外静脉（external pudendal vein）：收纳外阴部的浅静脉血液；④股外侧浅静脉（superficial lateral femoral vein）：收纳股外侧的浅静脉血液；⑤股内侧浅静脉（superficial medial femoral vein）：收纳股内侧的浅静脉血液。上述 5 条属支相互之间有侧支吻合，所以当大隐静脉曲张行高位结扎时，需将隐静

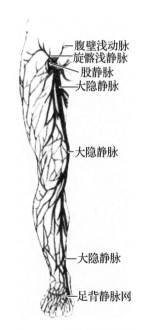

—腹壁浅动脉
—旋髂浅静脉
—股静脉
—大隐静脉

—大隐静脉

—大隐静脉

—足背静脉网

图 2-1-1 大隐静脉走行
及分布示意图

脉裂孔附近的所有属支分别切断结扎,以避免术后复发。

据文献统计,上述 5 条属支注入大隐静脉大概有 6 种类型,按出现共干比例依次为:①旋髂浅、腹壁浅和股外侧浅静脉共干占 25.6%;②旋髂浅、腹壁浅和阴部外静脉均为单干占 18.36%;③旋髂浅与股外侧浅静脉共干,腹壁浅与阴部外静脉共干者占 10.14%;④旋髂浅、腹壁浅静脉共干占 9.66%;⑤腹壁浅和阴部外静脉共干占 8.7%;⑥旋髂浅与股外侧浅静脉共干占 7.33%。见图 2-1-2。

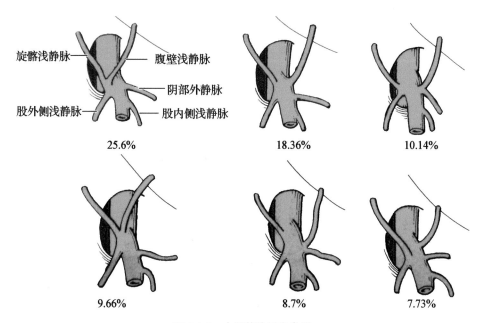

旋髂浅静脉 —— 腹壁浅静脉
—— 阴部外静脉
股外侧浅静脉 —— 股内侧浅静脉

25.6%　　18.36%　　10.14%

9.66%　　8.7%　　7.73%

图 2-1-2　大隐静脉属支类型

刘树伟,李瑞福,主编.局部解剖学.8 版.北京:人民卫生出版社,2013:255-256.

大隐静脉内有较多静脉瓣,从内踝至隐股结合点大隐静脉的瓣膜数为 4 ～ 16 个,平均 8 个,其中以大隐静脉注入股静脉开口处的最为恒定,占 89.80%。静脉瓣呈二瓣型袋状,通常两瓣相对,以保证静脉血向心流动,同时防止血液向末梢部逆流。大隐静脉与深静脉之间有许多交通支,以大腿下 1/3 和小腿上、中 1/3 处最为多见(本章第三节详述)。

2. 血流动力学特点

下肢静脉回心血量中,浅静脉系统占回心血量的 10% ～ 15%,深静脉系统占 85% ～ 90%。下肢骨骼肌收缩、舒张产生的泵作用,静脉瓣由近及远的协调开放、关闭,使肌肉间的深静脉及肌肉内静脉血液向心回流,大隐静脉内的血液通过主干和交通支汇入下肢深静脉向心回流。

由于血柱的重力作用,在人静息站立时将会形成对下肢深浅静脉的压力,腹腔内压力增加可使下肢深静脉血液回流阻力进一步增加,血流减慢甚至逆流。深静脉血液逆向压力,越过腹股沟韧带平面后,将作用于股隐静脉瓣(股静脉入口处的大隐静脉瓣)等下肢静脉瓣。股隐静脉瓣位置最高,斜向下内侧,位置表浅,不受肌肉保护,抗逆向压力较差,极限压力为 180～260 mmHg,整个大隐静脉中 4～16 对静脉瓣抗逆向压力的能力为 100～200 mmHg。

二、小隐静脉及其属支

1. 解剖特点

小隐静脉(small saphenous vein)收集足、小腿外侧部以及小腿后部浅层结构的静脉血,起自足背弓的外侧端,通过足外缘,绕过外踝后方,上升至小腿后面,走在皮下蜂窝组织中,先沿跟腱外缘行进,继至跟腱与腓肠肌浅面,在小腿后面正中线上行,至小腿上部腘窝下角穿过深筋膜(有的至腘窝才穿过深筋膜),上升一段后汇入腘静脉,上段通过腓肠肌的两头之间,最终汇入腘静脉,此处的体表投影位置多位于腘窝皮肤横纹之上 2.5 cm 处。

小隐静脉的下段有腓肠神经伴行,上段紧邻胫神经的内侧或外侧。有的小隐静脉不穿过深筋膜或者仅有一小的分支穿过深筋膜,主干在皮下组织中上行至股部后内面,汇入大隐静脉的终末部;有的小隐静脉虽然穿过深筋膜,但不汇入腘静脉或者仅有一小的分支汇入腘静脉,主干上行至股部汇入股深静脉。小隐静脉有 7～8 个静脉瓣,靠近入腘静脉处静脉瓣比较恒定。见图 2-1-3。

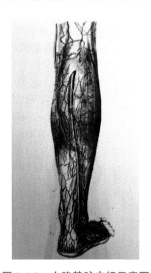

图 2-1-3 小隐静脉走行示意图

杨牟,张居文,主编. 下肢静脉疾病诊断与治疗. 北京:人民卫生出版社,2013:5-10

2. 血流动力学特点

下肢骨骼肌收缩、舒张产生的泵作用，静脉瓣由近及远的协调开放、关闭，使肌肉间的深静脉及肌肉内静脉血液向心回流，小隐静脉内的血液通过主干汇入腘静脉、通过交通支汇入小腿深静脉向心回流。小隐静脉注入腘静脉，由于股静脉、腘静脉内静脉瓣的保护作用，不直接受血柱重力和逆向压力的影响。

（辛跃杰　汪　涛）

第二节　下肢深静脉系统

一、解剖特点

1. 分布与走行

下肢深静脉系统包括小腿的胫前静脉、胫后静脉、腓静脉、胫腓静脉干；腘窝处的静脉；大腿的股浅静脉、股深静脉和股总静脉。见图 2-2-1。

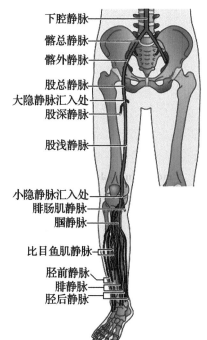

图 2-2-1　下肢深静脉系统分布示意图

孙建民.单纯下肢浅静脉曲张.见：吴阶平，裘法祖.黄家驷外科学.6版.北京：人民卫生出版社，2002：880-881

下腔静脉
髂总静脉
髂外静脉
股总静脉
大隐静脉汇入处
股深静脉
股浅静脉
小隐静脉汇入处
腓肠肌静脉
腘静脉
比目鱼肌静脉
胫前静脉
腓静脉
胫后静脉

（1）小腿的深静脉：主要由胫前静脉、胫后静脉、腓静脉和胫腓静脉干构成，它们常常成对并与同名动脉伴行。胫前静脉起始于足背静脉网，伴随胫前动脉上行于小腿前外侧，接收与同名动脉分支伴行的静脉属支。成对的胫前静脉常各自汇入胫腓静脉干，胫腓静脉干延续为静脉，也可先汇合成一短的胫前静脉干再汇入胫腓静脉干，无论何种情况，它们都会在胫骨近端的后方穿骨间膜从内侧向中部汇入胫腓静脉干。胫后静脉引流足底静脉弓和浅静脉网的静脉血，伴随胫后动脉走行于小腿后部，接收与同名动脉分支伴行的静脉属支。在近端两条胫后静脉汇合成一条短的胫后静脉干，同样成对的腓静脉汇合成一条腓静脉干。两条静脉干在腘窝汇合成胫腓静脉干，胫腓静脉干接收胫前静脉汇入后延续为腘静脉。胫后静脉和胫腓静脉干的汇合有很多变异。腓静脉与腓动脉伴行，腓静脉接收包埋在比目鱼肌中的一些静脉。小腿的骨骼肌静脉引流小腿骨骼肌静脉血，其管腔有的很粗大，超声声像图足以显示。值得重视的是，腓肠肌静脉和比目鱼肌静脉是小腿骨骼肌静脉丛血栓的好发部位。腓肠肌静脉位于腓肠肌的中部头内，引流入腘静脉或胫后静脉。比目鱼肌静脉或窦位于比目鱼肌内，且位于胫骨的后方、中部，这些静脉内径可以达1 cm甚至更粗，引流入胫后静脉或腘静脉。

（2）股静脉：股静脉由股浅静脉、股深静脉和股总静脉构成。股浅静脉为腘静脉的延续，自收肌腱裂孔开始上行并穿过收肌管，上行与股深静脉汇合后移行为股总静脉。约25%的人股浅静脉为双支。股浅静脉位于股动脉的后外侧，为大腿主要的回流静脉。由于它表面没有肌肉组织，因此位置表浅，尤其是近端。股深静脉由伴随穿动脉的相应静脉属支汇合而成，并通过这些属支向下与腘静脉、向上与臀下静脉沟通，旋股内、外侧静脉亦汇入其中，位于股深动脉前方，在腹股沟韧带下方约7～8 cm处与股浅静脉汇合成股总静脉。股总静脉在大腿的上部由股浅静脉与股深静脉汇合而成，上行至股三角的尖处位于股动脉的后方，在股三角内上行至腹股沟韧带逐渐转至动脉的内侧并移行为髂外静脉。

股（浅）静脉除收集与股（浅）动脉分支伴行的静脉属支外，大隐静脉作为浅静脉系统的一部分从股总静脉的前内侧汇入。股深静脉由3～4条穿静脉汇合而成，通过这些穿静脉可形成臀下静脉与股静脉的吻合，以及腘静脉与股静脉之间的侧支吻合。旋股内、外侧静脉常不注入股深静脉而直接注入股（浅）静脉。

2. 下肢静脉主要瓣膜

深、浅静脉及交通静脉内都有很多瓣膜，一般多位于静脉的主要分支的远心侧，其功能是保证静脉血单向回流。静脉瓣膜是由静脉内膜皱襞形成，多数为两个相对应且对称的瓣叶，即双瓣型。每个瓣叶有游离缘和附着缘，在双瓣型中，游离缘和附着缘的交界处即为两个瓣叶的交会点。瓣膜附着缘近端的静脉膨大部分为静脉窦。在正常情况下，血液向心回流时，瓣膜贴附于静脉壁上，静脉通畅无阻。

当站立或其他原因引起静脉压力增高时,在逆向血流的冲击下,两瓣叶张开,游离缘靠拢,阻止血液逆流。此时,静脉窦膨大,状似竹节。

下肢深静脉瓣膜多位于静脉分支汇合处的远心端,较为恒定的瓣膜有:股静脉内含有 3～4 对静脉瓣,最恒定的瓣膜通常在股深静脉汇入处的下方;股浅静脉的第二对瓣膜多位于第一对瓣膜下方约 10 cm 处;股总静脉内多为一对瓣膜,位于股总静脉的近心端;腘静脉内多有 2 对瓣膜。其他静脉内的瓣膜数目较多且不恒定。

下肢静脉瓣膜不同于心瓣膜,它的活动受多种因素影响。下肢静脉血的向心回流,除胸腔吸气运动和心脏舒张期产生的负压吸引等作用外,主要依靠小腿肌肉泵的挤压作用,并借助静脉瓣膜的单向开放功能,从而使血液由远端向近端、由浅静脉向深静脉流动。瓣膜的单向开放功能具有重要意义,它有效地防止了小腿肌肉舒张时血液的倒流,保证了人体直立位时的血液回流。通过体外力学测试,股浅静脉位置最高的一对瓣膜承受压力最强,可承受 350～420 mmHg 逆向压力。在浅静脉系统中,以隐股静脉瓣膜(即大隐静脉汇入股总静脉前的一对瓣膜)承受压力最强,但仅为 180～250 mmHg,其下方的瓣膜渐弱。

二、血流动力学特点

下肢静脉系统是血液从毛细血管床回心的通道,起着血液向心回流的通路、贮存血量、调节心脏流出道及皮肤温度等重要生理功能。静脉系统内压力低,血流速度慢,血容量大,静脉系统占全身血量的 64%,因此又称为容量血管。在下肢,浅静脉占回心血量的 10%～15%,深静脉占 85%～90%。下肢静脉血流能对抗重力作用向心回流,静脉血流始终保持向心方向,主要依靠以下的调节机制:

1.“肌泵”的作用

下肢进行正常肌肉活动时,骨骼肌的收缩对肌肉间和肌肉内的静脉产生挤压,使静脉向心回流。另一方面,因为静脉内存在瓣膜,使静脉系统的血液只能向心回流而不能倒流。肌肉舒张时,肌肉内外间隙增大,静脉压力降低,产生抽吸作用使更多的血液流入这段静脉充盈,肌肉再次收缩将这段静脉血液挤向心脏。因此,骨骼肌和静脉瓣膜共同对静脉血液回流起“泵”作用,称为“肌肉泵”或“外周心脏”。如果肌肉不做节律性舒缩,而是持续收缩状态,则静脉持续受压,静脉回流减少,不利于全身血液循环。一旦静脉处于反流和高压情况下,造成血流动力学改变,引起下肢肌肉病理改变,肌肉泵处于超负荷—功能衰退—加重静脉高压情况下,加重静脉高压瘀血状态。

2. 体位的变化

体位影响静脉压,在静息态仰卧位时仅 12～18 mmHg,坐位时升至 56 mmHg,立位时高达 90 mmHg。下肢活动时,小腿肌泵每次收缩排血量 30～40 ml,使肌肉组织血容量降低 50%,足部静脉压下降 60%～80%。因此,长时间静息坐、立位,下肢远侧的静脉处于高压与瘀血状态。当人体从卧位变为立位时,身体低垂部分静脉因跨壁压增大而扩张,容纳的血量增多,可比在卧位时多容纳400 ~ 600 ml血液。这一变化相当于失去相当量的血液,导致暂时回流血液减少。

3. 心脏的收缩力

心脏收缩时将血液射入动脉,舒张时则可从静脉抽吸血液,如果心脏收缩力量强,射血时心室排空较完全,在心舒张期心室内压就较低,对心房和大静脉内血液的抽吸力量就较大。右心衰竭时,右心射血力量明显地减弱,心舒期右心室压力较高,血液瘀积在右心房和大静脉内,因此中心静脉压升高,不利于下肢静脉血液回流,患者可出现下肢浅表静脉怒张、肝充血肿大、下肢水肿等体征。左心衰竭时,左心房和肺静脉压升高,造成肺瘀血和肺水肿。

4. 呼吸变化

呼吸运动对静脉血回心起重要作用。正常胸腔内压是负压,低于大气压,因此胸腔内静脉跨壁压变化大,经常处于充盈扩张状态。吸气时,胸腔容积增大,负压增大,有利于右心房及腔静脉扩张,静脉压力降低,促进外周静脉血液回流。呼气时,胸腔容积减小,负压也减小,不利于右心房和浅静脉扩张,减少了外周血液回流。另外,呼吸运动影响腹腔内压力变化。吸气时,膈肌收缩,腹腔内容积减小,压力升高,压迫后腹膜的静脉,使静脉压力升高,促进静脉血液回流和瓣膜关闭。呼气时,膈肌舒张,腹腔内容积增大,腔内压力减小,有利于下腔静脉扩张,静脉内压力减小,促进外周静脉血液回流。

下肢静脉疾病的血流动力学主要变化是主干静脉及皮肤毛细血管压力增高。前者引起静脉曲张,后者引起毛细血管扩大和毛细血管周围炎症及通透性增加;纤维蛋白原、红细胞等渗入组织间隙及毛细血管内形成微血栓;由于纤溶活性降低,渗出的纤维蛋白积聚并沉积于毛细血管周围,形成阻碍皮肤与皮下组织摄取氧气和其他营养物质的屏障。皮肤和皮下组织因氧气和营养物质的缺乏,代谢率降低,导致皮肤色素沉着、纤维化、皮下脂质硬化和皮肤萎缩,最后形成静脉性溃疡。

三、静脉曲张的解剖学原因

1. 髂静脉长期受压

左右两侧的髂总静脉在第5腰椎水平脊柱右侧合成下腔静脉。右侧髂总静脉几乎与下腔静脉成一条直线,而左侧髂总静脉越过第5腰椎与下腔静脉汇合时几乎呈直角,腹主动脉位于脊柱前方偏左下行,在第4腰椎下缘分为左右髂总动脉,右侧髂总动脉跨过左髂静脉前方,左髂总静脉跨过第5腰椎时需要跨过腰骶部的生理性前突。因此,左侧髂总静脉受到前方的右侧髂总动脉压迫和脊柱向前的推挤作用,构成了左髂总静脉的解剖学基础。另外,右侧髂外静脉先沿着髂外动脉内侧后沿着动脉后方上行,在骶髂关节之间与髂内静脉汇合,右髂总静脉短而直,行走于动脉后方,此段静脉也易受动脉压迫。若腹主动脉存在解剖异常时,如分叉位置过高,其分支后的右髂动脉对其后方的下腔静脉末端或分叉处压迫,从而引起下腔末端的狭窄。髂静脉长期压迫后会发生一系列的病理变化,受压静脉水肿,管壁增厚。当髂静脉严重受压后,会导致管壁完全闭塞,血流阻力增加,血流缓慢,血栓形成,进而出现浅静脉扩张等一系列病理生理改变。

2. 腘静脉陷迫

腘静脉陷迫可单独发生或与10%的腘动脉陷迫并存,腓肠肌内侧头的解剖异常是腘血管陷迫的最常见的病因,骨肿瘤和纤维筋膜肥大也可导致孤立的腘静脉陷迫。典型患者往往是有慢性静脉疾病的年轻成人,包括下肢肿胀、静脉曲张、皮肤变化,也有少部分患者以下肢静脉血栓形成为主要表现。

(孙宝华　郑月宏)

第三节　下肢交通支及穿通支静脉系统

一、命名溯源

对于连接深静脉和浅静脉两大静脉系统之间的静脉,其解剖学和临床的定义与命名一直存在分歧,形成一些意义欠标准的习惯称谓,虽然可造成错误的理解,但临床上至今仍在沿用。为此国际上曾多次举办学术会议来统一分歧意见,如1979年Korb举行的一次主题为穿通静脉的国际研讨会,曾表述:从此以后,一提到穿通静脉(Venaperforans),应理解为穿透筋膜,将深静脉与浅筋膜静脉建立连接的静脉系统,生理状态下应为由浅向深的血流方向(May,1981年)。但本次会议也仅缓和此前的一些争议,并未从根本上解决各学派之间的对立观点。但在国际性通信交流中这种混乱会造成很大的误解,为避免此类情况的发生,改用了最新发布的命名系统(Gloviczki等,2009年)。我国论著及文献多采用此类命名系统。

二、走行与分布

1. 交通支

交通支系指浅静脉之间连接的静脉而言,大、小隐静脉有两个主要交通支,位于小隐静脉中、上段。小隐静脉与后弓支静脉也会出现交通支,在跟腱外边横过,并与后弓穿通支相连。大隐静脉与前、后弓之间也有交通支。见图2-3-1。

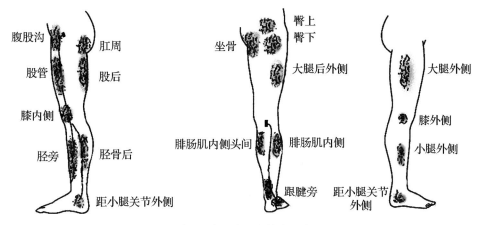

图 2-3-1 下肢交通支及穿通支静脉系统分布示意图

徐玉东.下肢静脉解剖与穿通支.见：刘树伟,李瑞锡.局部解剖学.8 版.北京：人民卫生出版
社,2013：255-256

2. 穿通支

下肢穿静脉（perforating vein），亦称为穿支（perforating branch），是浅、深静脉
之间的交通血管，见图 2-3-1。按照解剖部位分述如下：

（1）足部的穿通静脉：足部的穿通静脉可根据部位分为足背组、足底组、足内
侧组和足外侧组 4 组。位于第一趾骨间隙中的具有大小相对固定的穿通静脉将足
背静脉弓与足部深静脉相连接。在踝部，穿通静脉集中存在于前、内、外侧，故又分
为踝前侧组、踝内侧组和踝外侧组。

（2）小腿的穿通静脉：①小腿内侧组穿通静脉：这是一组具有临床意义的穿
通静脉，又可进一步分为胫旁组和胫后组。胫旁穿通静脉行于胫骨的内侧面，将大
隐静脉主干（或属支）与胫后静脉相连接，大致与临床上位于胫骨中份及远端部分
的 Boyd 静脉相当。胫后穿通静脉又称 Cockett 静脉，连接后副大隐静脉与胫后静
脉，也可按与内踝的距离划分为＜ 6 cm、6 ～ 13.5 cm 及 13.6 ～ 18.5 cm 3 组，上
组穿通静脉穿入比目鱼肌的部位临床上也称为比目鱼肌点。距内踝位置更高的穿
通静脉，因其位于距足底上方 24 cm，故称之为"24 cm 穿通静脉"。②小腿前组穿
通静脉：位于胫骨侧缘，组成来自胫前静脉的大隐静脉前方汇入血流，其间间隔距
离不固定，可为 2 ～ 5 cm。③小腿外侧组穿通静脉：通过该组穿通静脉，将腓静脉
与侧静脉丛相连接。④小腿后区的穿通静脉：主要有腓肠肌内侧穿通静脉、腓肠
肌外侧穿通静脉、头间穿通静脉（亦称 May 穿通静脉，穿出部位位于小腿肚中线
处）、足跟旁穿通静脉。其中足跟旁穿通静脉最有临床意义，它是沟通小隐静脉和
腓静脉的穿通静脉，位于跟骨结节上方约 5 cm 处，其上即 12 cm 穿通静脉。

（3）大腿的穿通静脉：大腿的穿通静脉中以腹股沟区（尤其是股管部位）的

穿通静脉最具临床意义。这些穿通静脉将大隐静脉与股静脉连接起来，其中最重要系位于距离髌骨上方 16 ～ 20 cm 区域的穿通静脉，亦称中收肌管穿通静脉（midhunter - canal perforating vein），其通过侧支与大、小隐静脉的血供区域与深静脉系统相连接。股管部位的穿通静脉可分布于大腿内侧任一高度，但大多数位于中上 1/3 处。临床上下肢静脉曲张治疗后，常可因这些穿通静脉而复发。相反，分布于大腿外侧的穿通静脉则无明确的临床意义。

正常情况下，穿静脉的功能是将浅静脉系统的血流向深静脉引流，其内的静脉瓣使得静脉血保持从浅静脉到深静脉这一个方向流动。穿静脉瓣膜功能不全将导致静脉血液从深静脉向浅静脉逆流，引起踝部肿胀、浅静脉曲张、皮肤色素沉着、增厚和慢性静脉溃疡等临床症状。

第三章　下肢静脉曲张的病理生理

第一节　病因及发病机制

一、发病原因

根据病因,可将下肢静脉曲张分为原发性、继发性和先天性 3 类,以原发性居多(约占 66%),继发性约占 25%,先天性不足 1%,其他不明原因者约占 8%。

导致下肢静脉曲张的因素:①下肢静脉反流:由静脉瓣膜功能不全引起的血液逆流导致下肢静脉高压。静脉瓣膜功能不全可以由先天性瓣膜结构及关闭功能异常、原发性下肢浅静脉瓣膜或深静脉瓣膜功能不全、继发性静脉瓣膜功能不全(如下肢深静脉血栓形成后瓣膜功能不全)等因素导致。②下肢静脉回流障碍:因先天性或后天性因素导致近端静脉阻塞造成的回流障碍所致静脉高压,包括布加综合征(Budd-Chiari syndrome, BCS)、下腔静脉综合征等,也可以由盆腔肿瘤、妊娠期子宫压迫髂外静脉等原因导致下肢静脉回流障碍。先天发育异常导致下肢静脉回流障碍常见于髂静脉压迫综合征(也称 Cockett 综合征或 May-Thurner 综合征)、先天性静脉畸形骨肥大综合征(亦称 K-T 综合征)等;还有可能同时存在反流和阻塞两种病理因素,如下肢深静脉血栓形成后综合征(postthromboticsyndrome, PTS)。③遗传因素:虽然目前还未发现明确的遗传特定因素,但家族聚集现象表明与遗传因素有关。

二、发病机制

但是迄今为止,病因及发病机制尚未完全明确,多数学者认为下肢静脉曲张是多因素发生发展的结果,但静脉解剖结构及血流动力学的改变在其中起着重要作用。近年来关于本病的发病机制,亦有部分分子细胞学和基因检测层面的研究。

（一）静脉解剖结构异常

1. 静脉壁薄弱

静脉壁结构包括内膜、中膜和外膜。内膜由内皮细胞和内膜下层组成，中膜含有平滑肌细胞和结缔组织网，外膜主要为结缔组织。静脉壁薄，含有的肌细胞及弹力纤维较少，但富含胶原纤维，对维持静脉壁强度起着重要作用。正常的大隐静脉应有数个瓣膜，才能防止来自于下腔静脉（没有瓣膜）和髂静脉（只有一个瓣膜）的血液逆流。静脉壁结构异常主要是胶原纤维减少、断裂等，使静脉壁失去应有的强度而扩张。扩张的管腔内血液瘀滞，导致静脉内压力升高，瓣窦处的扩张导致静脉瓣膜无法紧密关闭，发生静脉瓣膜相对关闭不全，引起血液倒流。静脉壁薄弱和静脉瓣膜缺陷相互作用，导致静脉内压力持久升高，是引起慢性下肢静脉疾病各种病理生理改变的重要因素。

下肢静脉主要有血管平滑肌细胞（VSMC）、血管内皮细胞（EC）和细胞外基质（ECM）等三部分组成，正常情况下管壁厚度一致，血管壁的功能由三者共同维持。一旦3种管壁构成成分发生不同程度的改变，极有可能出现下肢静脉曲张，而曲张静脉的管壁厚薄不一也证实了这一推论。

（1）血管平滑肌细胞（VSMC）的变化：血管平滑肌细胞主要位于大隐静脉中膜，内膜和外膜也有分布。位于中膜的大量平滑肌细胞，呈长梭形，位于中央，呈环形层状排列，主要由5～10层组成，夹以大量胶原纤维、弹性纤维；内膜则由少量纵行平滑肌细胞，内皮细胞和胶原纤维构成；而外膜由少量纵行平滑肌细胞与疏松结缔组织构成。正常静脉管壁三层中平滑肌细胞均有分布，其骨架蛋白a-actin分布于平滑肌细胞胞浆内，与平滑肌走行一致，均匀且排列规则。电镜下可见平滑肌细胞排列规则，细胞核成熟，胞质内富含大量肌丝，含少许粗面内质网和线粒体。胶原纤维亦分布于3层膜中。在中膜，胶原纤维分布于平滑肌细胞之间，排列规则，外膜分布广泛，呈网状。VSMC在超微结构上有收缩型和合成型两种表型。正常大隐静脉VSMC以收缩表型为主，收缩型VSMC胞质内具有大量肌束丝，而粗面内质网、线粒体、核糖体等合成细胞器和高尔基体含量则较少，其主要功能是维持血管壁张力。合成型VSMC胞质内的成分跟收缩型大致相反，合成细胞器含量丰富，而肌束丝含量极少，其主要功能是分泌基质蛋白。曲张的大隐静脉可见中膜VSMC形态不规则，排列紊乱，肌纤维间可见空泡样变性；内膜平滑肌细胞多呈增生改变，外膜平滑肌细胞则有肌团样增生改变。电子显微镜下观察超微结构示胞核皱缩，胞质增多，胞质中粗面内质网、核糖体、高尔基复合体及线粒体丰富，肌丝很少，呈合成表型，使静脉壁收缩力降低，静脉易于扩张。因此，在相关的心血管系统诸多疾病中，血管活性和（或）血管构型皆会发生明显变化，而血管

VSMC 是决定血管活性和血管构型的重要因素之一,血管壁增厚主要源于 VSMC 肥大、增生、移位及其产生和分泌的细胞外基质(ECM)增多等。

(2)内皮细胞(EC)的变化:EC 形成血管的内壁,是血管管腔内血液及其他血管壁的接口,是血管壁组织和血液之间的第一道屏障,它不仅能完成血浆和组织液的代谢交换,并且能合成和分泌多种生物活性物质,如一氧化氮(NO)和前列环素(PGI),血管收缩物质如内皮素(ET)等血管扩张物质,血管舒张、收缩因子的相对平衡对维持正常的血管壁张力至关重要。另外,EC 膜上存在血管紧张素 I 转化酶,能使血管紧张素 I 转化为血管紧张素 II 而具有强烈的缩血管效应。由此,EC 保证血管正常的收缩和舒张,起到维持血管张力,调节血压以及凝血与抗凝平衡等特殊功能,进而保持血液的正常流动和血管的通畅。完整内皮细胞化是最好的抗凝剂,表面血管内皮组织是天然的抗凝血组织,内皮细胞膜上有天然的抗凝血成分,比如肝素、PGI、NO 等。EC 一旦因为慢性静脉功能不全引起的一系列病理生理改变而发生损伤,可造成血管舒张和收缩因子的失衡,并激活其膜上血管紧张素 I 转化酶的活化,从而造成静脉血管的损害。Aguo 等在其研究当中也证实,EC 的损害促进了下肢静脉曲张的发生发展。

(3)细胞外基质(ECM)的变化:ECM 在维持血管壁完整性和调节细胞稳定方面有重要作用,主要包括胶原、蛋白聚糖、糖胺多糖、弹力纤维和糖蛋白等五大成分,这些物质构成复杂的网架结构,支持并连接组织结构,调节组织的发生和细胞的生理活动。目前对曲张静脉壁结构成分的研究主要集中在胶原及弹力蛋白上,因为前者决定了静脉壁的抗张强度,后者对维持静脉壁的弹性有重要作用。电镜观察到曲张的大隐静脉胶原纤维在管壁全层都有增生,严重者呈胶原化。弹性纤维全层均少见。胶原纤维呈增生改变,可见大量粗细不均纤维形成,排列紊乱;弹性纤维则呈现崩解表现,这种变化明显地减弱了静脉管壁的弹性。Parra 等认为结缔组织代谢及酶活性的改变参与了静脉扩张、迂曲的变化;Gandhi 等研究结果表明,ECM 的代谢紊乱可能是静脉曲张的原发病因。

2. 静脉瓣膜异常

静脉瓣膜在防止血液反流尤其是近端静脉血回流中起着非常重要的作用,而远端静脉管壁的增厚则在一定程度上弥补了瓣膜小而薄的缺点,从而对抗了越来越大的血柱压力。若静脉瓣膜因某种原因发生功能不全,将有部分静脉血液反流并瘀滞于静脉管腔。

静脉瓣膜功能不全可由瓣膜本身的病变、静脉壁结构改变以及静脉管壁扩张导致,由静脉瓣膜功能不全引起的血液反流是导致下肢静脉高压的主要原因。静脉瓣膜本身的病变可有三种类型:①先天性,如小瓣膜、裂孔、缺如等;②继发性,如血栓形成使瓣膜破坏;③原发性,长期逆向血液冲击,使瓣膜逐渐变薄、伸长、撕裂,最后发生增厚、萎缩。深静脉瓣膜功能不全时,下肢血液排空后又迅速被动脉供血及反流的血液填充,导致站立后静脉压迅速升高并维持在一个较高的水平,常见于原发性深静脉瓣膜功能不全和继发于深静脉血栓形成后的深静脉瓣膜破坏。浅静脉瓣膜功能不全,特别是浅、深静脉系统汇合处瓣膜功能不全,如隐－股静脉瓣和隐－腘静脉瓣,可使高压静脉血液从深静脉反流至浅静脉系统,导致静脉高压和静脉曲张。交通静脉瓣膜功能不全时,深静脉的高压血流可通过交通静脉反流至浅静脉系统,并可将腓肠肌收缩时产生的高压直接传递给浅静脉。静脉反流也可来源于静脉的属支,研究表明,19.9%的属支存在反流的情况,其中大隐静脉属支占65%,小隐静脉属支占19%,混合型占7%。

关于大隐静脉瓣膜功能不全的产生机制有两种解释:一是向远端渐进性发展机制,认为股总静脉功能不全和隐股静脉交界处的瓣膜功能丧失导致大隐静脉瓣膜功能不全;二是向近端渐进性发展机制,认为首先远心端大隐静脉发生瓣膜功能不全,然后渐渐向近心端大隐静脉发展。这可以很好地解释临床上观察到大隐静脉节段性瓣膜功能不全的现象。

(二)浅静脉压力升高

腓肠肌泵是指一层筋膜鞘包绕深静脉和下肢肌肉,形成一密闭腔室,当肌肉收缩时,深静脉容积被挤压,压力瞬间上升推动血液回流,这种机制称为肌肉泵。小腿的肌群中含有大的静脉(可作为泵腔),当下肢肌肉收缩时,位于肌肉内和肌肉间的静脉受到挤压,故静脉回流加快;另一方面,因深静脉和交通支内有瓣膜存在,使静脉内的血流只能向心回流,骨骼肌和静脉瓣膜协同对静脉回流起着"泵"的作用。现已知的腿部静脉肌肉泵至少有3种功能:①腿部静脉肌肉泵构成了名副其实的周围型心脏,Christopoulos等报告,正常肢体腓肠肌泵收缩一次可排出60～90 ml血液,小腿血液回流超过心脏单独活动所能达到的静脉血液回流的50%以上;②肢体肌肉泵的节律性活动亦使约200 ml的血液再分配,主要分配到肺血管床;③减少下肢组织液的蓄积。

作为静脉血液回流的始动与主要因素,腓肠肌泵发生功能不全,如合并静脉瓣膜功能不全,肌泵活动降低静脉压的作用被削弱,如合并交通静脉瓣膜功能不全,腓肠肌收缩产生的高压静脉血可反流至浅静脉系统及皮肤微循环系统,必将引起下肢静脉血的瘀滞与静脉高压,从而引发一系列的病理变化。腓肠肌泵功能不全被认为是静脉曲张发生过程中的一个重要环节,大量相关文献报道了静脉曲张患者腓肠肌泵的病理变化,然而腓肠肌泵发生功能不全的始动因素尚不清楚。

正常大隐静脉壁由近端向远端相应地逐渐增厚,平滑肌增多,皱褶加深加大,中膜平滑肌由纵变环,从而在结构上适应静脉腔内压力由近端向远端的逐步升高。

由于重力的关系,同一肢体不同部位的大隐静脉管壁部位承受压力不同,越低承受的压力越大,这种压力对静脉壁的改变是否有影响? 王成洪等分别取大腿根部、膝关节下方、内踝上方的大隐静脉做病理观察,结果发现,3 个不同部位静脉壁病理改变程度和性质并无明显差异,似乎重力对静脉壁的病理改变无明显影响。也有研究发现,静脉高压通过影响细胞外基质的代谢致使血管重塑。

（三）发病机制的新认识

1. 肥大细胞（MC）浸润

近来对 MC 的认识有了较大进展,认为 MC 浸润在静脉曲张的发病中起作用,且是通过释放介质作用的,但其具体环节仍不清楚。MC 普遍存在于结缔组织,包括血管壁中,它产生、储存和释放各种血管活性物质,包括组胺、血小板活化因子（PAF）、白三烯、前列腺素、类胰蛋白酶、胃促胰酶和多种细胞因子。组胺能使局部的血管通透性增加及血管平滑肌细胞增殖;类胰蛋白酶分裂肽键和酯键导致局部血管损伤及血管壁的软弱而引起静脉曲张的形成;胃促胰酶是目前已知最强有力的血管紧张素 I（Ang I）转换酶,而血管紧张素 II（Ang II）可促进 VSMC的增殖。MC 释放的细胞因子与炎性细胞的增生、分化、迁移、趋化及活化有关,这些细胞因子可促进 T 细胞及其他白细胞分泌细胞因子,放大生物学作用,这种现象称为 MC- 白细胞因子级联效应。Yamata 等研究下肢静脉曲张中 MC 的浸润,结果发现曲张静脉组 MC 数明显高于对照组。袁平等也有相似的研究结果报道。

2. 基因与细胞凋亡

有研究表明,大隐静脉曲张发病过程中伴有多种分子生物学改变,多种基因参与了这一疾病过程,这对探讨其发病机制有着广泛的临床意义。杨军等采用基因芯片技术筛选大隐静脉曲张发生、发展过程中的差异表达基因,结果表明：曲张大隐静脉瓣膜区中有上百个基因发生了分子生物学改变,总计有 168 个差异表达基因,有细胞凋亡基因、原癌基因和抑癌基因、细胞骨架和运动蛋白相关基因、细胞信号和传递蛋白基因等。凋亡基因表达广泛下调,而细胞增殖相关的信号传导基因表达却明显增强,证实凋亡 / 增殖机制的失衡是静脉曲张发病的重要分子机制之一,这与 Ascher 等的免疫组化研究结果基本一致。原癌基因表达有所增加而抑癌基因表达却明显减少,提示组织细胞的异常增生参与了静脉曲张的发病过程。袁平、杨镇等研究证实,原癌基因 c-fos 在曲张静脉中表达增强。细胞骨架以及代谢相关的差异表达基因明显增多则可能提示静脉各成分的代谢存在着功能性异常。殷恒讳等对 PDVI 患者曲张大隐静脉管壁组织中 DMN 及其基因表达水平进行检测,发现 DMN 在曲张大隐静脉管壁组织中表达量显著降低。他们还证实 PDVI患者中大隐静脉曲张中 KIAA0353 基因的表达缺失。细胞凋亡作用和 Bcl-2 基因表达抑制与原发性下肢深静脉功能不全的大隐静脉曲张发病密切相关。乔正荣等的研究表明,血管管壁胶原含量增加和中膜平滑肌细胞凋亡,在静脉血管重构和静脉曲张发生、发展中起着重要作用。

3. 激素

Travers 等认为,曲张静脉壁的组成有一种静脉高压的动态反应。性激素在细胞外基质蛋白的合成与转化中的作用是明显的。静脉曲张在妊娠期间较常见,妊娠期间,当雌激素水平提高时,大的静脉曲张可能在下肢中发生。在分娩之后,随着性激素水平的降低,静脉曲张也随之消失,这种在女性静脉曲张中呈现增长频率的现象从另外一方面也证明了激素参与静脉曲张的病理生理过程。但其他因素例如胎儿大小、胎位也都能导致髂静脉压力、容积的增高,从而影响静脉曲张的出现及严重程度。另外,激素代谢与静脉病变相关,但这种变化可能受前列腺素例如血栓素 A2(TBA2)和类固醇激素的影响。李南林等研究证实,在大隐静脉的内膜及中膜的核区存在有性激素的表达。

4. 基质金属蛋白酶(MMPs)

MMPs 是一个大家族,因其需要 Ca^{2+}、Zn^{2+} 等金属离子作为辅助因子而得名,其家族成员具有相似的结构。流行病学的研究表明,静脉曲张的发生涉及遗传因素,大多数学者认为遗传是静脉曲张的内在因素,而出现症状的进展是由于环境因素进一步作用的结果。患有下肢静脉曲张的患者上肢静脉也有反常扩张,表明静脉曲张是一个系统性疾病。一些研究也表明,在某些遗传病理条件下,如马方综合征、皮肤松垂、弹力纤维假黄瘤等皮肤中,基质蛋白完整性的丧失反映了主要血管如主动脉中相似的改变。Sansilvestri-Morel 等认为,静脉曲张患者血管周围皮肤细胞的培养将出现同血管组织一致的胶原合成失调。在研究中发现,与正常肢体皮肤相比,培养的来源与静脉曲张患者下肢皮肤的成纤维细胞合成较少的Ⅲ型胶原和更多的Ⅰ型胶原,而总胶原含量比对照组明显增加,这与静脉曲张胶原分布理论是一致的;但Ⅲ型胶原 mRNA 的表达并没有相应降低,说明Ⅲ型胶原生成后部分被降解了。而 MMPs 检测的结果显示,在静脉曲张中,只有 Pro-MMP2 较高;ProMMP1、MMP2、TIMP1、TIMP2 的含量两组中没有显著性差异。

下肢静脉瘀血和静脉压增高被认为是静脉壁结构重塑的启动因素,在静脉瘀血和高压时 MC 被激活释放各种介质,刺激白细胞与内皮细胞黏附,进而白细胞浸润以及各种生长因子释放,最终诱发血管壁重塑。Jacob 等最近在临床研究中检测了静脉曲张血液瘀滞时血液与管壁作用的中间标志物,在对比了静脉曲张患者曲张静脉段血液与自身上肢静脉血液中生物标志物含量的变化,发现在平卧时,曲张静脉血中氧分压较上肢中的高,而当站立时,下肢静脉处于瘀滞状态,曲张静脉血中的氧分压比上肢同样条件下低。更为突出的是,在非瘀滞状态下,曲张静脉段血液中 ProMMP9 的活性就远比自身上肢血液中高,而在瘀滞状态下,曲张静脉静脉血中 ProMMP9 比非瘀滞时上升达 51%,上肢中 ProMMP9 却没有因体位改变而变化。由于 ProMMP9 储存在第二、三级多形核中性粒细胞颗粒(PMN)中,并且当受到低水平的刺激即可脱壳粒释放 ProMMP9,这一结果进一步证明 PMN 参与静脉曲张血管重塑启动过程,但具体作用机制仍不清楚。

（四）机制研究的争议与困惑

目前尚无令人信服的理论来解释静脉曲张发生的详细过程与环节。早已提出的瓣膜学说虽然能在一定程度上解释静脉曲张的病因,但有临床学者在依据此理论进行的瓣膜修复重建的实践中却产生了与之相矛盾的现象:在修复重建了曲张静脉的瓣膜后,部分患者的症状并无明显改善,部分患者在术后一段时间内复发,这一现象说明瓣膜学说在一定程度上存在缺陷。

近几年才提出的管壁重塑学说,在分析比较了正常与曲张静脉管壁组成结构变化的基础上,从收缩—弹力单位受损、缺失致静脉管壁薄弱进而扩张的角度解释了静脉曲张的发生机制,与前几种学说相比可能更接近真相,并且管壁重塑学说从静脉管壁组成结构超微变化的微观角度解释了静脉曲张管壁薄弱的原因,实际上是从微观角度取代了原来宏观的静脉管壁薄弱理论。但从静脉回流系统,静脉回流血流动力学与静脉曲张发生的整体观分析,管壁重塑学说仍存在一些尚未解决或者说不能充分说明静脉曲张发生原因的问题:①是何种原因导致了静脉管腔内的血液瘀滞与静脉高压?静脉曲张发生的始动因素到底是什么? ②在静脉管壁发生重塑的过程中,作为静脉管壁部分的瓣膜,在静脉高压与血液瘀滞的作用下又有怎样的变化? 瓣膜的内皮细胞与弹性纤维是否也发生了与管壁重塑相同的改变? ③在静脉管壁重塑的过程中,静脉的近端与远端是否同时发生了重塑,抑或是有一定的先后顺序? 如果瓣膜也发生了重塑(依据管壁重塑学说,这种情况存在的可能性极大),那么瓣膜重塑与管壁重塑有无先后或同时的顺序? ④从静脉曲张发生的整体过程来看,管壁重塑学说缺乏一条完整的曲张反应链。

毋庸置疑,静脉回流过程中的每一环节都会对静脉血液回流产生影响,单从某一环节对静脉血液回流的影响来解释静脉曲张发生的原因是不全面也是不科学的。因此,如果要建立一个完整系统的静脉曲张理论,那么有关静脉回流中的每一环节包括腓肠肌泵病理变化、浅深静脉瓣膜与管壁结构变化、浅深静脉周围毗邻对静脉管壁扩张的影响以及静脉血液中的有形成分等,都应被纳入这一理论体系中,只有对这一系统反应链中的每一个环节与因素实施干扰措施,才能对静脉曲张的预防与治疗产生决定性的改变。

第二节 病理生理改变

一、静脉管壁的病理生理改变

在静脉曲张的初期,静脉内压力增高,管腔轻度扩张,黏膜下组织(主要在肌层)开始增生,形成增厚而容易压瘪的圆形管道。在静脉曲张中期,随着静脉内压力的不断增高和血液回流进一步减慢,静脉扩张和迂曲也更为明显,管壁开始萎缩,并有退行性改变,致使晚期静脉曲张的静脉壁出现更为显著的退行性变化,静脉张力消失,管腔进一步扩大,严重曲张,呈蚯蚓状或串珠样,甚至呈瘤状。曲张的静脉管壁厚薄不一,内膜平滑肌细胞呈增生改变,中膜平滑肌细胞呈肥大、融合及萎缩等不同改变,外膜平滑肌细胞有肌团样增生改变。胶原纤维在管壁全层都有增生,严重者呈胶原化。弹性纤维全层均少见,电镜下观察可见增生的平滑肌细胞从幼稚平滑肌细胞到成熟平滑肌细胞等各种状态;中膜平滑肌细胞改变最明显,有时呈现平滑肌细胞转化为具有合成型平滑肌细胞的形态;胞质中存在大量粗面内质网、核糖体、高尔基复合体及线粒体,肌丝很少;胶原纤维呈增生改变,粗细不均,排列紊乱,弹性纤维崩解。

二、静脉瓣膜的病理生理改变

静脉瓣膜结构和功能的病变是下肢静脉曲张的主要病理环节之一。具体病理改变有如下几方面:①静脉瓣膜结构的改变:除先天性瓣膜发育不良或缺如是一种常染色体显性遗传病外,瓣膜本身常常发生增厚、变短、变长、松弛、下垂以及瓣膜数目减少、瓣窦消失等,造成血液向远端逆流。②静脉瓣膜功能的改变:静脉瓣膜结构和静脉壁结构的改变最终导致瓣膜功能的改变。曲张的静脉管壁变化往往造成相对的瓣膜功能障碍。彭正等对曲张大隐静脉第一对瓣膜弹性纤维的研究表明,大隐静脉曲张时弹性纤维虽有不同程度的变薄,但仅有少数患者的第一对瓣膜出现弹性纤维断裂,这类患者瓣膜功能已丧失;大部分患者第一对瓣膜的弹性纤维仍基本完整。因而推测静脉曲张时此部分患者的第一对瓣膜弹性可能有一定程度的减弱,但仍具备部分弹性关闭功能。此部分患者存在由于血管壁扩张导致第一对瓣膜关闭不全,静脉瓣膜关闭不全可能是静脉壁扩张的继发表现,而不是直接瓣膜本身的纤维弹性组织病变引起的。Kistner应用逆行造影(DPG)对瓣膜功能的分级,已成为衡量静脉瓣膜功能的统一标准。

三、血流动力学变化

下肢静脉不仅能使来自毛细血管的血液向心脏回流，而且也是一个贮血器官，通常血液多存于浅静脉内，当静脉曲张，血液回流缓慢和静脉压力升高时，必然影响毛细血管血液的流出，血压进一步增高，渗透压增强，继而引起组织水肿。正常情况下，浅静脉只承受下肢静脉血液的 10% ～ 20%，其中一部分浅静脉血液通过浅、深静脉交通支流入深静脉，因为交通支有能使血液向深静脉定向流动的瓣膜。交通支瓣膜这种定向流动的功能随着肢体肌肉的不断收缩而增强，它在减少浅静脉曲张和减轻浅静脉瘀血方面起着重要作用。当交通支瓣膜薄弱或功能不全时，浅静脉血液不能流向深静脉，深静脉血液反而向浅静脉逆流，使浅静脉瘀血和静脉高压。

有研究者对腓肠肌泵的病理变化进行观察，光学显微镜下发现静脉曲张患者的腓肠肌可见肌细胞横纹模糊、肌膜增生、纤维素样变性、脂肪变性、出血改变；电子显微镜下可见毛细血管基膜增厚、脂滴增多、线粒体肿胀、肌丝断裂。因而推论：①下肢静脉曲张患者腓肠肌的超微结构病变实际为缺血缺氧所致的变性，其中毛细血管基底膜增厚起到了主导作用，从而导致腓肠肌泵功能下降，加重下肢静脉曲张；②肌细胞变性可能与腓肠肌泵功能减弱有关；③下肢静脉曲张早期可通过细胞肥大部分代偿腓肠肌泵功能下降，但晚期肌细胞比早期缩小，表明代偿是有限的，慢性缺血缺氧影响腓肠肌泵功能。

腓肠肌泵的病理变化与下肢静脉曲张的发生存在联系，但二者的因果关系至今尚未见相关的文献报道。腓肠肌泵的病理变化起自缺血缺氧，而管壁重塑学说亦认为静脉曲张发生的始动因素为缺血缺氧，但二者的缺血缺氧又究竟是什么原因造成的，这一点是研究静脉曲张发生机制过程中尚需解决的问题。

四、慢性炎症反应

长期的静脉高压是导致静脉性溃疡的关键因素。在疾病初始阶段，静脉高压和血液蓄积可使静脉壁扩张、瓣膜受损，血管内皮细胞因静脉高压而受损，Sola 等在对浅静脉曲张患者静脉壁研究中发现，白介素 8（IL-8）、单核细胞趋化因子（OP-1）、干扰素诱导蛋白 10（IP-10）、单核细胞炎症蛋白（MIP-Ia 和 MIP-I6）等多种促炎因子在曲张大隐静脉中高表达。激活了白细胞，导致循环血中白细胞表达 L- 选择蛋白和 CD11b 减少，同时血浆中可溶性 L- 选择蛋白、黏附分子 ICAM-1、内皮 - 白细胞黏附分子 -1 和血管细胞黏附分子 -1 增多，提示白细胞活化，与内皮细胞黏附并浸润至局部组织，进而血小板、单核细胞等聚集，产生更多的炎症介质和细胞黏附因子，形成炎症反应的放大效应导致慢性炎症反应，静脉瓣膜、静脉壁和微循环进一步受损，加重静脉反流，致使静脉压力持续增加。随着疾病的发展，在迂曲和扩张的毛细血管周围形成了"纤维蛋白袖套"，障碍了血氧的弥散；此外，慢性炎症反应产生较多的基质金属蛋白酶，导致细胞外基质过度降解，继而促进足靴区皮肤营养障碍性病变和溃疡形成等。

五、并发症的病理生理反应

当交通支和深静脉瓣膜功能不全时，血液严重倒流，远端静脉压极度增高，故可出现小腿明显肿胀。由于远端静脉压较高，小腿足靴区内侧或踝部长期静脉瘀血，纤溶功能异常及纤维蛋白沉积，而发生皮肤营养障碍性改变，如色素沉着、皮炎、溃疡等。下肢静脉曲张时，由于肢体远端静脉压力持久性增高，最终导致毛细血管压力增高。当毛细血管压力升高到 $60 \sim 80$ mmHg 时，毛细血管的通透性增加，大量液体渗出，组织间蛋白液体增多，容易促使纤维细胞增生，引起皮下组织广泛的纤维变性，皮肤硬韧，汗腺和皮脂腺萎缩。高压的静脉血可使细小动脉内血液黏滞，血流缓慢，血红蛋白和红细胞从内皮细胞间黏合质小孔漏出，以及炎症性局部充血，局部色素沉着，皮肤呈黄褐色或暗紫色。由于静脉迂曲成团，瘀积的血液难以排空，因此常引起局部的血栓性浅静脉炎。炎症消退后静脉壁可与皮肤粘连，静脉内可能形成静脉石。

（文 军 汪 涛）

第四章　下肢静脉曲张的诊断流程

第一节　诊断流程

　　下肢静脉曲张虽然诊断不难,但准确的定位诊断和病情分级关乎治疗方案的正确与否,因此,血管外科医师需掌握本病规范的诊断流程,根据患者主诉,进行细致体格检查、必要的影像学检查,才能合理、准确地评估病情,为下一步治疗提供决策基础。

一、临床表现

　　下肢静脉曲张患者在病程初始时可无症状,患者没有任何不适感,这种现象可以维持很长时间,甚至长达数年。这也导致了大多数患者对病情的忽视,往往延误就诊,从而影响疾病的早期治疗。随着病程的进展,因静脉外膜感受器受刺激而出现下肢酸胀不适、沉重感、轻度疼痛,后期就诊者则以小腿静脉曲张隆起和由此而引起的并发症为主。由于下肢浅静脉曲张的病因是多方面的,所以临床表现因病情程度不同而异。一般认为,病情较轻者仅有程度较轻、范围较小的大隐静脉曲张而无深静脉病变,不会出现肿胀、皮炎和皮肤营养障碍性病变;病情重者多是由于深静脉病变造成浅静脉曲张,可出现患肢明显肿胀,以及踝部严重的皮肤营养障碍性病变,严重影响患者生活和工作能力。

　　1. 症状

　　临床上,下肢静脉曲张患者最常见的主诉是影响美观、足踝肿胀、酸胀疼痛感、小腿静脉隆起、局部皮肤色素沉着和湿疹等。

　　(1)下肢酸胀、疼痛和沉重感:酸胀、疼痛和沉重感是引起患者重视疾病并就诊的主要原因,有些患者可出现沿曲张静脉走行部位的疼痛和压痛,这组症状是静脉高压的特征性表现。因浅静脉的持续扩张,静脉压力增高,静脉外膜感受器受到刺激所致。长久站立可使腿部的疼痛和沉重感加重,抬高下肢可使症状减轻,这点可与动脉疾病相鉴别。外界温度的升高可使静脉扩张程度加重,这也可以解释这组症状夏季发作较冬季相对增多、洗热水脚会加重症状的特点。合并深静脉或浅静脉瓣膜反流者可出现突发或迅速进展的站立时肢体疼痛,合并严重多静脉系统反流的患者甚至会出现静脉性跛行伴小腿痉挛。静脉性跛行与动脉性跛行的鉴别要点是皮温多正常,需加以注意。

（2）小腿下段皮肤营养障碍性病变:在足靴区,尤其是踝部内侧,由于静脉网丰富,静脉压力高,静脉管壁薄,容易发生扩张,加之踝部皮肤和皮下组织浅薄,因此皮肤抓痒、湿疹、皮炎、色素沉着和溃疡形成等病变,多局限于踝附近。由于病情严重程度不同,皮炎、湿疹、色素沉着的程度和范围也有很大的差异,严重时可遍及小腿下段,甚至包括整个小腿。最严重的表现是溃疡形成,一般称为静脉性溃疡或静脉瘀血性溃疡,可为单发或多发性,大小各异,愈合后可以复发,重者可表现为经久不愈的溃疡,持续数年甚至数十年不愈合,少数可发生癌变。

（3）血栓性浅静脉炎:曲张的静脉内血流缓慢,易发生血栓性浅静脉炎。各种原因的外伤也可使隆起的静脉受到伤害,造成静脉壁的损伤。另外,局部的搔抓、损伤后感染、不规范的硬化剂注射等也可对静脉造成伤害而诱发静脉内血栓形成,表现为局部曲张静脉红、肿、灼热、疼痛,呈硬索状,有压痛。范围较大和反应剧烈者可有发热等全身性改变。患肢活动受限,病变局部以隆起条索状或粒状结节状静脉为中心的局部肿胀、红热、触痛。一般急性期过后,肿胀逐渐消退,局部呈暗红色色素沉着,条索、粒状、结节状静脉隆起更加明显,质地更硬。

（4）曲张静脉破裂出血:曲张静脉处皮肤、皮下组织营养差,皮薄萎缩,其下有许多小静脉承受高压处于怒张状态,或者在溃疡底面几乎都有交通静脉瓣膜功能不全,如果站立时不能耐受静脉高压,或者即使遭受极为轻微的损伤,就会穿破而造成急性出血。出血是相当危险的并发症,因为压力较高,相当于心脏与踝之间距离的流体静压,加上静脉管壁又无弹性,很难自行停止,必须紧急处理。应抬高患肢和加压包扎止血,如有明显破裂的静脉清晰可见,可予以缝扎止血,以后再做根治性手术治疗。需要强调的是,患者在睡眠中发生的出血,是非常危险的。

2. 体征

（1）毛细血管扩张:毛细血管扩张定义为扩张的小静脉、毛细血管、小动脉,直径在 0.1 ~ 1.0 mm。毛细血管扩张多呈丝状或线状,颜色取决于扩张小血管的性质。动脉端发出的毛细血管袢扩张多表现为平的,呈红色;而静脉端的毛细血管袢扩张表现为凸起的,呈蓝紫色。这些静脉常出现在大腿的近外侧皮下静脉系统的部位。

（2）冠状静脉扩张：至内外侧近内外踝的真皮内毛细血管扩张，呈扇形排列，往往是慢性静脉功能不全进展的临床表现，通常冠状静脉扩张的部位与溃疡好发部位一致。

（3）网状静脉扩张：网状静脉为分支静脉的下一级静脉。这些小静脉管壁很薄，外观呈蓝紫色，直径 1～3 mm，位于皮肤和肌筋膜之间，网状静脉连接大、小隐静脉的分支，并形成血管的网状结构系统，被称为外侧皮下静脉系统（lateral subdermic venous system，LSVS），该系统主要位于小腿外侧并向上延续至腘窝以上水平。超声研究显示约88%的毛细血管扩张症患者与LSVS中的网状静脉有关。静脉高压下网状静脉可出现功能不全，进一步导致相应部位的毛细血管扩张。

（4）静脉曲张：随着疾病的进展，浅静脉逐渐迂曲、扩张、隆起，并出现肢体近端浅静脉外观的改变。表现为皮下静脉持久性扩张，在直立位时内径＞3 mm，并呈扭曲状，可累及膝下或膝上隐静脉系统，或非隐静脉系统。此外，妊娠妇女在受孕6个月后可因盆腔静脉功能不全而在大阴唇形成静脉曲张，当阴部静脉受累时，曲张静脉自臀皱襞蔓延到大腿和小腿后面，甚至累及整个下肢。许多女性患者称她们的静脉曲张病变范围和程度在首次妊娠期间迅速发展，并在再一次妊娠时进一步发展。

（5）水肿：由静脉疾病引起的水肿通常发生于足部和脚踝，应与其他疾病引起的下肢水肿相区别。随着疾病的进展和下肢下垂的体位，液体蓄积蔓延至腿部。单侧水肿的发生可以暗示静脉疾病的发生。一般认为水肿使间隔内的容量和压力不断上升，而引起不适。

（6）湿疹：又称为瘀积性皮炎，表现为红斑、水泡、渗出或鳞屑状红斑，常发生在临近曲张静脉的皮肤，或整个下肢甚至全身。

（7）色素沉着：下肢静脉曲张随着病程的增长，静脉压力日益增加，静脉瘀血加重，血液含氧量降低，从而导致皮肤发生退行性变化。因毛细血管破裂致使血液成分外渗，含铁血黄素沉积于踝区，而出现色素沉着。早期的皮肤改变为浅黑色色素沉着，常发生在踝周，随着疾病的进展，可向小腿或足部扩张，逐渐融合成片，严重者可遍布整个小腿。

（8）少见体征：①皮肤脂质硬化症：临床表现为患肢皮肤局限性硬化，可伴有瘢痕、挛缩，涉及皮肤、皮下组织，甚至筋膜，是严重的皮肤改变。②急性皮下组织炎：局部皮肤发红、触痛，与丹毒或蜂窝织炎不同，不伴发热及淋巴管征象。③皮肤白色萎缩症：以环状分布的象牙白色瘢痕，其周边有毛细血管扩张及色素沉着为特征性表现。④溃疡：由于静脉高压和瘀血使患肢组织缺氧，皮下组织纤维化，血液代谢产物渗出，使局部抵抗力下降，即使在轻微损伤和感染时，都可引起经久不愈的溃疡。溃疡常在内踝附近,因为该解剖位置处于低位,软组织少,又有2或3支功能不全的交通静脉,所以此处营养障碍最为严重。溃疡底部通常为暗红色不健康肉芽组织,表面可有稀薄带臭味之渗液,周围组织色素沉着,水肿或硬结,或伴湿疹样皮炎。如果溃疡经久不愈,边缘常隆起,呈火山口或菜花样,则可能提示有恶变可能,需要取活检做病理检查。活动或愈合期溃疡往往预示着疾病的进程。

二、体格检查

1. 一般查体

仔细的病史采集和体格检查是对下肢静脉曲张患者病情进行缜密的评价和制定合理治疗方案最重要的前提。查体时,患者保持站立,患肢向前一步,良好的光线有助于观察静脉曲张的形态。常规一次完成视、触、叩、听体格检查,视诊、触诊尤其重要。

视诊时患者站立状态,记录踝部红斑、毛细血管扩张(皮内小静脉扩张直径<1 mm)、网状静脉扩张(皮下静脉直径≤3 mm)和静脉曲张(皮下静脉扩张直径>3 mm)等表现。注意有无肢体水肿征象,尤其要记录双侧肢体周径差;仔细观察有无皮肤色素沉着改变,尤其是足靴区色素沉着,这些均属于慢性静脉瓣膜功能不全的表现。描绘静脉性溃疡示意图,包括大小、深度和溃疡基底面的性质。拍摄照片留作资料,是了解病程进展,评价治疗效果的简单、客观的手段。

触诊检查患肢并评价皮下软组织的顺应性。记录皮肤温度,皮温升高考虑可能存在皮下蜂窝组炎,皮温降低则表示可能合并动脉疾病。肥胖患者有些静脉曲张视诊不明显,触诊可能是定位下肢曲张浅静脉的最佳方法。进行小腿查体时,触诊皮下软组织内环状凹陷常表示存在功能不全的曲张穿通静脉。尽管Trendelenburg等曾描述可应用止血带进行相关静脉功能检查,但这些试验目前临床工作中较少使用,取而代之的是双功超声(duplex ultrasound, DUS)的应用,而站立状态下大隐静脉和小隐静脉的检查亦可获得有价值的诊断信息。

可触及膨胀的血管、便携式双功超声检查评价咳嗽后的静脉反流、腓肠肌压迫和解除压迫后出现的静脉反流等为的诊断主干静脉曲张的可靠依据。如果查体发现静脉曲张仅局限于大腿远端,并且直接压迫病变远心端而不是压迫股隐静脉交界处可见曲张缓解,此时应考虑大腿穿通静脉瓣膜功能不全;而压迫腹股沟出现的曲张静脉张力缓解提示股隐静脉交界处瓣膜功能不全。

动静脉瘘可导致明显的下肢静脉曲张,此时听诊静脉曲张区常常可发现持续性血管杂音,病变部位可有皮温升高,将多普勒探头置于曲张静脉处可探及动脉化血流频谱。同时合并紫褐色皮肤色素沉着、肢体周径和长度增加者考虑先天性静脉畸形骨肥大综合征（K-T 综合征，Klippel Trenaunay syndrome，KTS），大腿及小腿外侧静脉曲张明显者更支持该诊断，此类患者治疗前必须首先明确其深静脉系统功能。

2. 查体试验

（1）大隐静脉瓣膜功能试验（Trendenburg 试验）：正常功能的静脉瓣膜可防止静脉内血液倒流，如果静脉瓣功能不全，排空静脉内血液后站立，由于重力的作用血液逆流，静脉会迅速充盈。

具体检查步骤：患者仰卧，抬高下肢，使曲张静脉内血液排空，将止血带缠缚于腹股沟下方，压迫大隐静脉，并以拇指于腘窝处压迫小隐静脉近端，然后嘱患者站立，观察浅静脉的充盈程度和速度，并进行如下检查判断瓣膜功能：①如放开止血带时（不放开拇指）静脉顿时充盈，则表示大隐静脉瓣膜功能不全；②如只放松拇指（不放开止血带）静脉顿时充盈，则表示小隐静脉瓣膜不全；③如果拇指和止血带均不放松，而排空的静脉 30 s 内充盈，则表示有深组和浅组间的交通静脉瓣膜关闭不全；此时将止血带或拇指放松，静脉的充盈程度如再行增加，则表示浅组静脉和交通支静脉均失效；⑤如解压后血液迅速倒流的过程中突然停止，提示该处的静脉瓣功能良好。

本试验临床意义：①阳性：解压后可见浅静脉内血液迅速自上而下倒流，静脉自上而下变为充盈，则为阳性，提示大隐静脉瓣膜功能不全。②阴性：松压后浅静脉充盈缓慢，并非自上而下的顺序。对明确或高度怀疑动静脉瘘者缚扎止血带或手指按压时压力适中，以仅阻断大隐静脉，又不妨碍深部静脉与动脉血流为宜。

（2）深静脉通畅试验（Perthes 试验）：这是一项用于检查静脉血流是否正常的辅助检查方法，是识别下肢深静脉是否通畅，用以判断下肢静脉曲张是否可以手术，通过此项检查可以判断相应的病症。

检查步骤：嘱患者取立位，用止血带在腹股沟下方压迫静脉，曲张的静脉充盈后，患者迅速用力伸展膝部 20 次，如充盈的曲张静脉迅速消失或明显减轻，且无下肢坠胀感时，即表示深层静脉畅通且交通支静脉完好（阴性）。反之，曲张静脉有所增加和下肢坠胀不适，即为深层静脉栓塞的表现（阳性）。另外，也可做裹腿试验，先抬高下肢，排空静脉血后，用绷带加压包裹小腿，嘱患者自由行走 2～3 h，若胀痛感减轻，则说明深层静脉通畅。

本试验的临床意义：①如果活动后，病变静脉所发生的曲张明显减轻，说明经过小腿活动，小腿肌泵收缩，迫使瘀滞在大隐静脉（浅静脉）中的静脉血通过深浅静脉间的交通支，向深静脉回流，由于深静脉通畅，功能良好，静脉血可以进一步回流入髂静脉。②如果活动后，病变静脉所发生的曲张加重或患者感觉下肢疼痛，说明虽然经过小腿活动，小腿肌泵收缩，理应迫使瘀滞在大隐静脉（浅静脉）中的静脉血通过深浅静脉之间等的交通支,向深静脉回流,可是因为下肢深静脉不通畅,功能不良,深静脉中的静脉血无法回流,下肢的大隐静脉(浅静脉)以及深静脉的血液瘀滞均加重。但需注意的是,深静脉通畅试验不适宜下肢静脉结扎或切除者;检查前嘱患者保持正常的饮食与睡眠。

(3)交通静脉瓣膜功能试验(Pratt试验):专门用于检测交通静脉瓣膜功能。检查步骤:患者仰卧,抬高下肢,使充盈浅静脉空虚,在卵圆窝处扎止血带,先从足趾向上至腘窝处缠绕第1根弹力绷带,再自止血带处向下缠绕第2根弹力绷带,让患者站立,一边向下松解第1根弹力绷带,一边向下继续缠绕第2根弹力绷带,在绷带间隙内出现任何曲张静脉,即意味着该处有功能不全的交通静脉。这样可以发现和标记任何瓣膜功能不全的交通静脉。

(4)直腿伸踝试验(Homan征):用于辅助了解静脉是否有炎症或血栓形成。深部静脉血栓形成多发生于小腿静脉或腘静脉,局部疼痛、肿胀,行走时加重,直腿伸踝试验阳性,压迫腓肠试验(Neuhof征)阳性。检查步骤:患者仰卧,膝关节伸直,小腿略抬高。检查者手持足部用力使膝关节呈背屈,牵拉腓肠肌。Homans征阳性是血栓性静脉炎的一个表现。

三、影像学检查

(一)下肢静脉多普勒超声检查

1.诊断意义

下肢静脉多普勒超声(超声)检查是下肢静脉疾病首选的辅助检查,为下肢静脉疾病诊断的可靠依据,具有安全、无创、无放射性损害、方便快捷、重复性强、准确率高等特点。在美国血管外科协会(SVS)和美国静脉论坛(AVF)公布的指南中获得1A级推荐,是CEAP分级中C5和C6患者的1B级推荐。在众多影像学检查手段中,超声检查作为评判静脉反流的参照标准,可准确定位静脉瓣反流发生在何段静脉,评估反流持续时间以及程度,为临床手术定位起到非常重要的作用。

但超声检查也有其局限性,受盆腔内肠气等干扰的影响,以及操作者技术水平的差异,超声对深处的曲张静脉和大部分穿静脉病变的诊断能力有限;对无症状的胫腓静脉、盆腔静脉及外科手术后曲张的静脉检出不敏感。

2.影像学征象

(1)单纯性下肢静脉曲张:下肢浅静脉不同程度扩张、迂曲,呈"串珠样"(图4-1-1)、"蚯蚓样"(图4-1-2)、"包块状"改变,静脉壁光滑,呈线样中等回声,管腔内无回声,部分有云雾状回声,管径在Valsalva试验时显著增加,血管压缩性好,深静脉血流状态无明显异常。

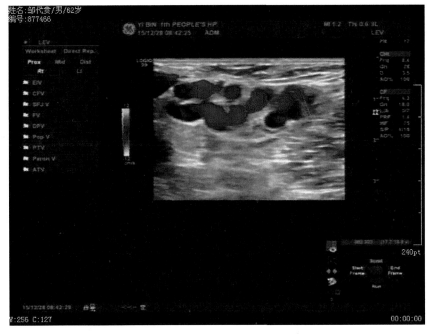

图 4-1-1 彩超下串珠样静脉曲张

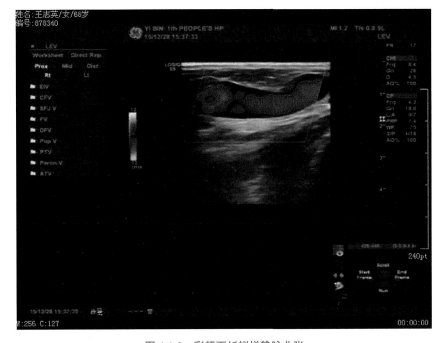

图 4-1-2 彩超下蚯蚓样静脉曲张

（2）原发性深静脉瓣功能不全：静脉管径增宽，内膜光滑，瓣叶纤细伸长，部分呈脱垂样改变，瓣膜不能闭合；CDFI可见双向彩色血流信号，Valsalva试验可见清晰反向血流信号；频谱多普勒可测得静脉瓣反流频谱（图4-1-3），持续时间>0.5 s。

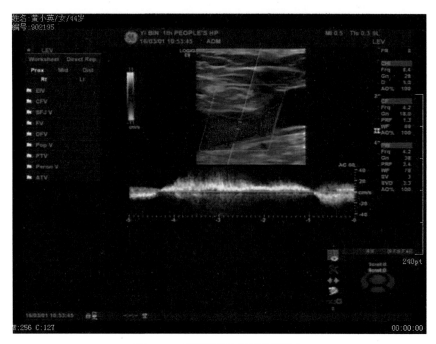

图4-1-3　彩超下静脉瓣膜关闭不全

（3）继发性静脉功能不全：管壁增厚不平整，血栓呈条索状高回声，可见狭窄的再通通道，管径可压缩变小。CDFI显示血管狭窄部位充盈缺损，其远端静脉瓣可见双向彩色血流信号。

3.超声检查推荐反流临界值及分级

2015AIUM外周静脉超声检查实践指南要求超声检查内容包括下肢静脉是否存在反流以及反流位置，测量并报告反流时间，其意义在于反流时间的测定可确定反流临界值并进行分级。分级标准：0.5～1.0 s可诊断有反流；1.1～2.0 s为轻度反流；2.1～3.0 s为中度反流；>3.0 s为重度反流。

（二）CT静脉造影（CTV）和磁共振静脉造影（MRV）

1.诊断意义

CTV及MRV在许多方面优于传统X线造影，其优势在于无创、检查时间短、图像分辨率高,并能清晰显示下肢静脉血管病变的部位、范围、程度,可了解有无侧支循环开放,显示顺行造影不易显示的股深静脉、髂内静脉等静脉。与超声检查相比较,特别是针对穿通支静脉检查,CTV 和 MRV 准确性更高。因此,CTV 和 MRV 更多用于相对复杂的下肢病变,以及为外科医师制定手术方案提供精准的病情评估依据。因其简便易行,空间分辨率高、假阳性率低等优点,被 SVS 和 AVF 推荐为 1B 级。

但是,CTV 检查对设备要求高,操作人员要有熟练的技术。MRV 因每次采集的范围不大,整个狭窄段静脉往往要分次采集,故检查时间长;对血管狭窄程度有夸大现象;对钙化灶不敏感,血管弯折处易形成涡流;检查费用相对较高。但随着医疗器械的不断创新发展,无创检查必将全面取代有创检查,使疾病的诊断更加简单快捷且准确,为患者带来福音。

2. 影像学征象

CTV 和 MRI 均可整体显示下肢静脉,其影像特征随着下肢静脉曲张程度进展,相继表现为静脉迂曲增粗,扭曲成团,重者扭曲成网状、弹簧状甚至瘤样扩张(图 4-1-4,图 4-1-5)。若静脉曲张为回流障碍引起,多为髂静脉狭窄或闭塞,表现为髂静脉病变部位充盈缺损,管腔变细、变窄或中断(图 4-1-6)。当静脉曲张伴软组织溃疡时,可见软组织溃疡处密度异常,往往可发现溃疡周围粗大的曲张静脉或溃疡下扩张的穿通支,溃疡周围部分静脉小分支栓塞,局部静脉细小分支显示欠清,静脉与软组织层次结构显示较模糊(图 4-1-7)。

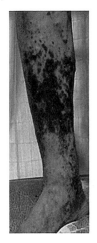
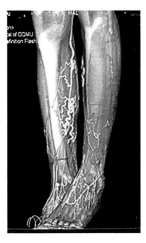
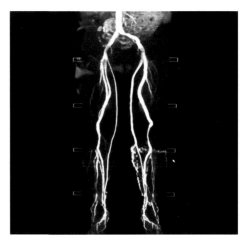

图 4-1-4　静脉曲张 CTV　　　　　　　图 4-1-5　静脉曲张 MRV

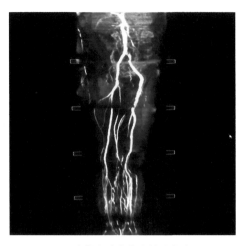
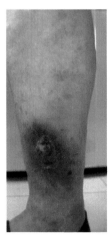
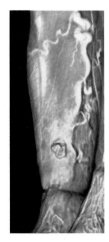

图 4-1-6　髂静脉狭窄伴浅静脉曲张 MRV　　　　图 4-1-7　静脉溃疡 CTV

（三）下肢静脉造影

1.诊断意义

下肢静脉造影是诊断下肢静脉疾病最可靠的方法，下肢静脉疾病的诊断和治疗具有重要价值，目的在于观察下肢浅静脉、深静脉及浅深静脉间的交通静脉有无阻塞及阻塞部位，并了解静脉瓣膜有无功能不全等。下肢静脉疾病病因很多，仅靠临床检查不能对各种下肢静脉疾病病因做出正确判断，下肢静脉造影是一种符合正常生理途径的检查方法，显影范围可从足踝部至髂外静脉，可以观察下肢静脉的全貌，以帮助明确静脉病变的部位、性质、范围和程度，也可了解静脉瓣膜的数量和功能等情况，为诊断静脉病变提供客观的参考依据。

下肢静脉造影适应证：①静脉逆流性疾病：明确下肢静脉曲张的病因，评估深静脉瓣膜功能和交通静脉的功能；②静脉阻塞性疾病：明确各种原因引起下肢静脉阻塞的部位、范围和程度，包括下肢静脉血栓或栓塞、静脉炎、肿瘤侵犯或外伤等；③评估下肢静脉病灶治疗效果，包括静脉曲张、血栓取出或其他病变的治疗效果；④了解下肢肿胀、胀痛、溃疡形成、色素沉着等病变的原因；⑤评估先天性和其他静脉病变的部位、范围、程度等情况。

2.影像学征象

（1）正常下肢静脉：深静脉全程显影、通畅。静脉瓣膜影清晰可见，瓣膜处管腔局限性膨大，瓣窦对称突出呈竹节状。Valsalva 试验股静脉瓣膜关闭，瓣膜下透亮，无造影剂逆流，无交通静脉逆流及其引起的浅静脉显影。见图 4-1-8。

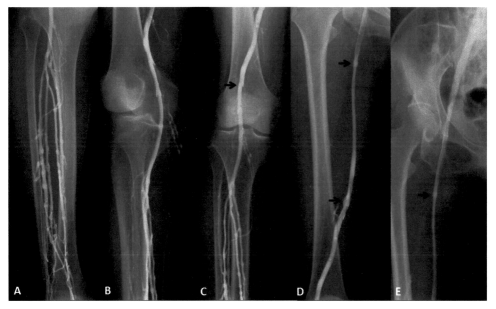

图 4-1-8　A-E 从足侧向头侧方向正常下肢静脉造影表现,深静脉全程显影、通畅,箭头所示为静脉瓣膜影。无交通静脉逆流及其引起的浅静脉显影。

（2）慢性静脉功能不全：交通静脉、浅静脉迂曲扩张,造影剂滞留,流出延迟。

（3）静脉瘤：注入造影剂后表现为致密的瘤体影,可评估其大小、形态及与血管交通的情况。

（4）静脉逆流性疾病：①单纯性浅静脉瓣膜关闭不全：大隐静脉近端瓣膜功能不全。大隐静脉近端曲张,小腿内侧浅静脉迂曲、增粗,呈蚯蚓状改变。斜卧位时 Valsalva 试验造影剂自股总静脉近端向大隐静脉逆流;下肢深静脉和交通静脉瓣膜影清晰,无逆流征象。②交通静脉瓣膜关闭不全：胫前、胫后及腓静脉充盈,造影剂通过小腿交通静脉向浅静脉逆流,交通静脉迂曲、扩张、瓣膜影消失,深静脉瓣膜功能正常。③原发性深静脉瓣膜关闭不全：深静脉扩张,呈直桶状外观,回流通畅,瓣膜稀少,瓣膜影大多显示不清,瓣窦不膨出。Valsalva 试验时造影剂由瓣膜间的裂隙向远端逆流。

（5）静脉阻塞性疾病：①深静脉血栓形成：下肢深静脉中断、闭塞,腔内圆柱状或长条状充盈缺损,管腔不规则狭窄,阻塞静脉的周围侧支血管形成,静脉血流仅从浅静脉和侧支血管回流,见图 4-1-9。②深静脉血栓形成后综合征：深静脉管壁毛糙,管腔粗细不一、密度不均,瓣膜影消失或残缺不全。

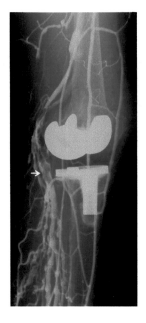

图 4-1-9 腘静脉血栓形成，腘静脉内见长条状充盈缺损（箭头所示），管腔不规则狭窄，周围侧支血管形成。

（崔佳森　尹杨军　谭　敏　房福元　李昭辉　丁晓毅）

第二节　诊断分级

一、CEAP 分级

（一）分级标准溯源

下肢静脉曲张曾被认为是独立的疾病，但随着医学界对静脉疾病认识的深入，已经公认静脉曲张仅仅是慢性静脉功能不全（chronic venous insufficiency，CVI）的表现之一。CVI 包括静脉曲张和疾病进一步发展形成的下肢水肿、色素沉着、溃疡等。为了使描述 CVI 时标准统一，美国静脉论坛国际委员会在1994 年制定 CEAP 分类法，由美国血管外科学会批准，在 1995 年纳入"静脉疾病报道标准"。如今，大多数关于静脉疾病的临床研究文献大多采纳 CEAP 分类系统。

最初的 CEAP 分类粗略地定义了毛细血管扩张症、静脉网和静脉曲张，评估带有一定的主观性。而后其他研究者提出了部分疾病独立性特征和异质性的描述。

随着静脉疾病诊断技术的发展，由于血管疾病是动态发展的，先前的 CEAP 分类法静态化，存在一定的局限性。2004 年美国静脉论坛与国际委员会对原有的分类方法进行了修订，包括 CVI 基础分类和进展性分类。CEAP 分类法的重要性在于其提供了统一的描述方法，使 CVI 分类分层标准化，可用于指导 CVI 的治疗和评估预后。CEAP 的进展分类使 CVI 得到更为全面的评估。

（二）基本内容

CEAP 分类表基本要素由临床表现（clinical，C）、病因（etiologic，E）、解剖（anatomic，A）、病理生理（pathophysiologic，P）四个部分组成。基础分类同进展分类相比，病原学、病理生理学分类是相同的。不同的是，进展分类中对临床分级每个级别均做了描述，对解剖学分级则以 18 个解剖位置加以分类。

为了更好地在我国推广 CEAP 分级，国内有学者建议将 CEAP 分级化繁为简，建议暂时舍去 CEAP 分级中 E 的分类，同时考虑到我国医务工作者的书写习惯和英文推广水平，形式暂时改为"静脉病变严重程度（即 CEAP 中的 C. 临床分类）—病变部位（暂用中文表示）—阻塞（O）和（或）反流（R）程度"。如仅有轻度静脉曲张和踝部水肿的大隐静脉反流患者的 CEAP 分级描述为：C1—大隐—R1。

CEAP 分级的思路值得我们学习和借鉴，CEAP 分级简化和改良，使得 CEAP 分级易理解、易记忆，简化后的 CEAP 分级有利于在我国临床推广和实际应用，对规范国内各级医疗机构的慢性静脉疾病诊断和治疗很有益处。但需要认识到，简化的分级方法并不能全面评估 CVI 病情，所以全面掌握 CEAP 国际标准分类对于一位血管外科医师来说是非常必要的。由于我国国情所限，很多患者就诊时已是 C4 及其以上的分级，这就导致治疗的效果较差，这也提示我国血管外科医师在 CVI 的科普方面应该做出更为积极的努力。

1. 临床分级

下肢静脉曲张的临床分级可分为 C0 ～ C6 共 7 级，C 代表临床表现，C0 ～ C6 各有特指的临床含义。临床分级中每一级都被进一步分为有症状的 S（symptomatic）和无症状的 A（asymptomatic）。症状包括疼痛、收紧感、皮肤刺激感、沉重感、肌肉痉挛等。症状分级在临床分级之后标记，例如 C2A，C5S 等。新修订的分级方法主要的变化就是将 C4 分为 C4a，C4b，这样更加清楚的界定了疾病的严重程度。详见表 4-2-1。

表 4-2-1　下肢静脉曲张 CEAP 国际标准分类临床分级

分　类	临床征象
C0	无可见的或明显的静脉疾病体征
C1	毛细血管扩张或蜘蛛网样静脉曲张
C2	曲张静脉,直径≥ 3 mm
C3	水肿
C4	皮肤及浅表组织改变,分为两级
C4a 色素沉着或湿疹	
C4b 脂性硬皮病或白色萎缩	
C5	愈合的溃疡
C6	活动的溃疡

2. 病因学分级

病因学分级又称为病原学分类,共分为 4 级,见表格 4-2-2。

表 4-2-2　下肢静脉曲张 CEAP 国际标准分类病因学分级

分　类	病　因
Ec	先天性(congenital):由先天性缺陷造成下肢静脉功能不全
Ep	原发性(primary):非继发性原因造成的下肢静脉功能不全
Es	继发性(secondary):有明显的继发性病因,如静脉血栓形成、静脉创伤、外来压迫等造成的下肢静脉功能不全
En	未发现静脉原因

3. 解剖学分级

根据下肢静脉病变特点,解剖学分级分为四大类和 18 个节段。四大类分别为 As(superficial veins)浅静脉、Ad(deep veins)深静脉、Ap(perforating veins)交通静脉,An(no venous location identified);按涉及范围又分为 18 个节段。见表 4-2-3。

表 4-2-3 下肢静脉曲张 CEAP 国际标准分类病因学分级

As	Ad	Ap	An
1 毛细静脉扩张	6 下腔静脉 7 髂总静脉	17 大腿交通静脉	未发现静脉病变
2 膝上大隐静脉	8 髂内静脉	18 小腿交通静脉	
3 膝下大隐静脉	9 髂外静脉		
4 小隐静脉 5 非隐静脉系统	10 盆腔、性腺静脉 11 股总静脉 12 股深静脉 13 股浅静脉 14 腘静脉 15 小腿主干静脉 16 肌肉丛静脉		

4. 病理学分级

病理学分级根据是否有静脉反流、阻塞等病理生理改变,分为 4 级: Pr 为反流 (reflux); Po 为阻塞(obstruction); Pro 为反流并阻塞(reflux and obstruction); Pn 为未发现静脉病理生理学异常。

二、深静脉反流程度分级(Kistner)标准

（一）临床意义

近年来随着对 CVI 及相关疾病的深入研究,国内外学者提出了原发性下肢深静脉瓣膜功能不全的概念。诊断下肢深静脉瓣膜功能不全主要是发现瓣膜形态异常或静脉血倒流,深静脉逆行造影是目前最准确的诊断方法,有助于诊断下肢深静脉瓣膜功能不全,并为治疗后病情评估提供准确的影像学依据。但具体检查时需结合顺行造影所提供患肢浅、深静脉及交通支的情况,来确定是否需逆行造影(从而确定血液反流情况及瓣膜功能分级)。近年来,虽有一些无创仪器用于血管疾病的诊断,但尚不能完全替代造影检查。

（二）基本内容

因深静脉逆行造影首先由 Kistner、Herman 等施行,并提出了逆流程度的 5 级判断标准,故称 Kistner 标准,迄今国内外仍采用这个标准。Kistner 分级标准是按照下肢静脉逆行造影时造影剂逆向充盈的范围、反流程度,将深静脉反流分为 5 级,见表 4-2-4。

表 4-2-4　下肢静脉曲张 Kistner 标准

分 级	反流程度
0	瓣膜关闭功能正常，无反流
1	反流至大腿近侧深静脉
2	反流至大腿远侧深静脉（膝关节以上）
3	反流越过腘静脉（膝关节以下）
4	反流至小腿远侧深静脉

下肢深静脉反流程度与临床症状分级、临床症状严重度及劳动能力丧失度有直接影响。穿通支发生病变则进一步加重临床症状，但前者又受下肢深静脉倒流程度的影响，同时伴发疾病处理与否对临床症状严重度及劳动能力丧失度影响显著，但对临床症状分级无影响。因此，从理论上讲，对下肢深静脉重度反流（Kistener 分级在 3～4 级）实施瓣膜修复的远期疗效应优于单纯大隐静脉高位结扎。

总之，临床症状的严重程度受下肢深静脉瓣膜反流程度及穿通支静脉功能状态的影响，而病变穿通支静脉的范围及程度受下肢深静脉反流的影响，因此深静脉瓣膜修复对本病的远期疗效及降低复发率方面起着重要作用。静脉造影虽然能够比较全面的评价下肢静脉的结构和功能，但因其属于有创检查范围，不适宜用于疾病的筛查。

三、静脉临床危重程度评分（VSS 评分系统）

（一）背景与意义

虽然 CEAP 分类系统在统一 CVI 分级上已被认可，但其所包括指标是静态的，其仅在某一时间点上度量疾病的严重程度，并不能有效地反映对疾病治疗的改变，如一患者有活动性溃疡，经治疗后溃疡愈合，该患者最多只能从 C6 级降到 C5 级。再例如患者为 C4 级，下肢有脂性硬皮病或白色萎缩症，在短时间内很难发生明显改变，因此临床分级无法得到提高。

评价和比较某一种方法对下肢静脉疾病治疗的价值主要包括临床结果的研究、技术的评价研究两个方面。临床结果的研究主要是评估治疗的有效性和安全性，下肢静脉疾病治疗的有效性评价主要包括：下肢静脉疾病现有症状的改善，静脉性溃疡治愈的频率和复发的时间，预防和阻止下肢慢性静脉功能不全症状的进展，生活质量和美容方面的改善等。而 CEAP 分类并不能准确的反映下肢静脉疾病经治疗后短时间内一些特征性症状的改善或消除,这一问题在后来以 CEAP 系统各指标为基础提出的评分系统仍然没有得到解决。为此,美国静脉论坛于 2000 年又提出 VSS 评分(Venous severity scoring)系统,以对其补充和完善。

(二)VSS 系统的内容

VSS 系统分为三个评分标准:①临床表现严重程度评分(clinical severity score, VCSS):包括疼痛、静脉曲张、静脉性水肿、色素沉着、炎症、硬结、溃疡数量、持续时间、溃疡直径和压迫治疗 10 个评估项目,每项目 0 ~ 3 分,总分为 0 ~ 30 分,分值越高说明总的评估越差,可以更全面地反映静脉病变情况。②累及静脉节段评分(venous segmental disease score, VSDS):在反流和阻塞的静脉分别选 8 个和 7 个节段,根据不同节段在反流和阻塞的不同作用分别赋值 0.5 ~ 2 分。③静脉功能损害程度评分(venous disability, VDS):按无症状、有症状但能日常活动无须压迫治疗、在器械支撑或弹力压迫下日常活动、在压迫治疗和(或)抬高肢体后仍不能日常活动分别赋值 0、1、2、3 分。见表 4-2-5。

在上述三项评分标准中,VDS 临床应用相对较少。研究证实与超声检查相比,VCSS 评分的敏感性为 89.3%,特异性为 76.1%,VCSS 评分为 0 的阴性预测值为 97.9%。而且 VCSS、VDS 与 CEAP 临床评分呈线性相关,病情越严重,VCSS 评分总值越高。不同或同一检测者用 VCSS 评分对 CVI 的严重程度评估有较好的一致性。

表 4-2-5 静脉临床严重程度评分

属性	临床严重程度			
	无 =0	轻 =1	中 =2	重 =3
疼痛	无	偶发,活动未受限,未使用止痛药	每天,活动中度受限,偶用止痛药	每天活动受限,常规使用止痛药物
静脉曲张	无	几乎无,单支血管曲张	多发,GSV 或 SSV 曲张,仅腓肠肌	广泛的,GSV 或 SSV 曲张,腓肠肌和大腿
静脉水肿	无	夜间,踝部	下午,踝部以上	上午,踝部以上,需活动、抬高
皮肤色素沉着	无或集中,低密度棕褐色	弥漫性,位置局限,陈旧色	弥漫分布,小腿下 1/3,或新的色素沉着(紫色)	范围更广,超出小腿的 1/3,新的色素沉着
严重	无	轻度蜂窝织炎,溃疡边缘	中度蜂窝织炎,小腿下 1/3	严重的蜂窝织炎,超出小腿的 1/3,湿疹
硬结	无	病灶,绕踝部 < 5cm	中侧部,小腿的下 1/3	整个小腿超出下 1/3

续表

属性	临床严重程度			
	无 =0	轻 =1	中 =2	重 =3
溃疡数	0	1	2	> 2
溃疡期	无	< 3 mo	> 3 mo,< 1 年	未治愈> 1 年
溃疡规模	无	< 2 cm	2 ~ 6 cm	> 6 cm
加压治疗	没有或依从性差	间断的	大部分时间	依从性好,且包括腿部抬高

注:当静脉直径> 4mm,即考虑静脉曲张。静脉性水肿是指静脉起源的水肿,有静脉疾病病因(在站立时严重水肿,出现静脉曲张,有 DVT 史等)。如水肿每天出现并持续存在即有临床意义。色素沉着必定影响到腿部真皮层,且曲张静脉的色素沉着没有减轻。活动性溃疡的尺寸表明了多发性溃疡患者的溃疡最大尺寸直径。加压治疗时基于可调节模式以适应不同背景的治疗使用。GSV: 大隐静脉; SSV: 小隐静脉。

四、问题与思考

尽管 VCSS 评分系统对 CEAP 系统中解剖分类的冗长、评估指标的客观性和动态性作了很多改进,但仍然不够全面和客观。考虑到上述分类与评估系统存在的不足,几种方法的综合应用可能反映疾病的全貌。用 CEAP 分类系统在 CVI 患者诊断和分类上的特点,对 CVI 患者的病情进行系统的评估,从而了解疾病的性质、选择治疗方法;用 VCSS 评分各指标相对的客观性和动态性,一方面反映患者的严重程度,更重要的是对治疗前后及不同治疗方法间的疗效进行评估。

为综合应用各评估系统,对患者进行系统的检查非常重要,包括详细的病史询问和体格检查、多普勒超声检查和必要时的静脉造影。通过患者的病史和体征,可以准确地进行 CEAP 分类系统中的 C、E 分级和 VCSS 评分,可初步判断疾病的性质,进而选择适宜的检查方法。下肢多普勒超声检查包括便携式超声和大型的多功能多普勒超声,前者主要用于门诊筛查,后者主要用于对病情精确的检查;通过超声检测,可以精确显示深、浅静脉和交通静脉的异常,确定是静脉反流性或阻塞性,了解反流的部位和程度、瓣膜的存在或缺如,以及瓣膜的活动,辨别肢体水肿是静脉腔内阻塞或是腔外压迫,同时提供解剖和病理生理两方面的信息。患者存在深静脉阻塞时下肢静脉测压很有意义。当患者需行手术治疗时,应行下肢静脉造影,以了解深静脉的通畅程度、浅静脉的曲张范围和小腿交通静脉反流的情况,更准确的评估病情,为选择合理的手术方式提供依据。

CVI 的病情复杂,临床表现多样,评估方法较多,但是目前尚没有一种评价体系是完善的。因此,应进一步研究新的综合的体系,找到一种能概括地反映患者临床分类、严重程度和对生活质量的影响的诊断体系,以便准确、客观和简便地对病情进行分类和评估,为选择治疗方案以及确定疗效提供基础,便于临床应用和科研。

(崔佳森 尹扬军)

第三节 鉴别诊断

多种原因引起的继发性下肢静脉曲张,其治疗策略和方法与原发性下肢静脉曲张不同,需进行仔细鉴别。

1. 原发性下肢深静脉瓣膜功能不全

主要病变为瓣叶的游离缘松弛下垂,丧失单向开放的特性,静脉血液倒流,导致下肢静脉高压,可继发浅静脉曲张。此类患者症状通常较为严重,肢体下垂时肿胀不适感明显,只有平卧时能够缓解。下肢静脉测压试验时,站立活动后压力不能降至正常。超声检查常可发现静脉瓣膜关闭不全和血液逆流。下肢静脉造影可见深静脉失去正常竹节状外形,逆行造影时能够观察到深造影剂逆流的特殊征象,此为与原发性下肢静脉曲张最可靠的鉴别诊断手段。

2. 下肢深静脉血栓形成后遗综合征

在深静脉血栓形成的早期,浅静脉扩张属于代偿性表现,伴有肢体明显肿胀。在深静脉血栓形成的再通过程中,由于瓣膜受到破坏,静脉血液逆流及静脉压升高导致浅静脉曲张,并伴有活动后肢体肿胀(合并淋巴水肿)、静脉性疼痛、皮肤营养障碍性改变,程度较原发性下肢静脉曲张严重。如鉴别诊断仍有困难,应进一步行彩色超声多普勒或下肢静脉造影检查鉴别。

3. 动静脉瘘

动静脉瘘多为先天性或外伤所致。由动—静脉瘘继发的浅静脉曲张,局部曲张显著,有的为怒张;肢体局部可扪及震颤和闻及连续性血管杂音;在先天性动静脉瘘,患肢常比健肢长且增粗,皮温增高、易出汗,静脉血的含氧量增高,远端肢体可有皮温减低等缺血表现,浅静脉压力高,抬高肢体静脉不易排空。静脉造影时可见不规则的末梢迂曲静脉及主干静脉早期显影是本病诊断依据。

4. K-T 综合征

亦称先天性静脉畸形骨肥大综合征,为一种先天性静脉畸形病变,由于胚胎发育过程中坐骨静脉系统残留而形成,具有浅静脉曲张、患肢增长增粗及皮肤呈现大片血管瘤样红斑三个主要体征,体征常局限于下肢的外侧面。本病比较少见,应避免误诊为单纯性浅静脉曲张,而错误地施行不恰当的手术。

5. 下腔静脉病变

下腔静脉阻塞可引起双下肢肿胀及浅静脉曲张(可有下腹壁、臀部、腰背部甚至下胸壁浅静脉曲张),因此在双侧下肢静脉曲张患者必须检查上述部位,以免误诊。如疑下腔静脉阻塞,需进一步行 CT 静脉成像或静脉造影等检查。

（潘　烨　梅家才）

第五章　下肢静脉曲张的压力治疗

第一节　治疗原理与意义

很久以前,加压疗法就用于治疗慢性静脉疾病,最早的记录可追溯至希波克拉底全集(公元前450—公元前350年)。1896年Unna就采用弹力绷带、固定压迫和弹力袜疗法治疗慢性静脉功能不全。尽管加压治疗是静脉疾病与淋巴管疾病治疗的重要基础,但是对于加压疗法的使用,至今仍缺少明确的一致性意见。加压治疗可用于静脉曲张及其后遗症的治疗,也可作为有创治疗的辅助措施,只要应用正确,的确是一种不可缺少的高效的静脉曲张治疗手段。

治疗原理

正常情况下人体静脉对血流的阻力很小,从微静脉到右心房的压力降落仅仅15mmHg,血压的变化、血流的压力可调节这一压力。静脉压力差在静息时是调节静脉回流最主要的因素,回心血量多少取决于外周静脉压和中心静脉压之差以及静脉对血流的阻力。

下肢静脉血回流心脏的机制:①心肌收缩,其吸引力是保证静脉血流向心脏方向的重要因素。②呼吸时胸、腹腔负压对静脉血回心起重要作用。③行走时腓肠肌泵的活动,小腿肌肉收缩时产生的压力超过200 mmHg,当肌肉收缩时,深静脉容积被挤压,压力瞬间上升,推动血液回流。通过腓肠肌泵系统,血液逐步从一个瓣膜到另一个瓣膜向心流动,血液通过交通静脉从浅静脉被抽吸至深静脉,这是下肢静脉回流的主要动力因素。

上述动力学是节律性的,要实现持续的静脉回流还有最重要的一点,即静脉瓣的单向开放功能和对抗近侧血柱的重力作用。这就依赖于静脉瓣膜的完整性,当静脉瓣功能不全和静脉不同程度阻塞时,站立位就有逆流的血液充盈浅静脉,即使在小腿肌肉收缩时,小腿静脉压仍然较高,严重影响静脉血流回心脏。

只有存在压力梯度时液体才会流动,这是流体的一个基本物理特性。加压治疗也是利用静脉血的流变特性,通过对拟行治疗的肢体的目标区域施加一定的压力,促进静脉血液和淋巴回流,纠正疾病造成的静脉高压,从而减轻四肢水肿,并防止后遗症的发生。

加压治疗的方法包括弹力绷带、医用弹力袜以及间歇充气加压等,这些产品通过与治疗的目标区域相接触而将压力传递给组织,达到治疗目的。弹力绷带或医用长筒袜的治疗区域(如腿部)人体下肢周径是由远向近递增的,故根据物理学基本原理 Laplace 方程,当加压材料的张力一定时,对目标区域所产生的有效压力,是由远向近递减的。这就要求所施加压力随由肢体远端向近端方向呈连续的递减趋势,从而促进静脉血的回流,这就是加压治疗的理论基础。

外部加压治疗需要达到以下要求:缓解病理性血液瘀滞状态及其程度,遏制包括静息性、运动性在内的病理性静脉高压,并争取降低静脉压;调整组织内的跨壁压力梯度,促进水肿组织中过多的水分重吸收,缓解静脉及淋巴系统的负担,减少长期水肿引发炎症反应;不影响动脉的血流。

第二节　压力治疗的器具

一、加压器具材料及工作原理

机体静止不动时,压力装置自外部产生的持续压力,称为静息压;机体内肌肉舒缩运动时,与外部的压力装置对抗产生的瞬时压力,称为工作压。加压治疗措施是否有效,与工作压与静息压的比例有关,而该比例又与所选用的加压器具采用材料的弹性、延伸性等特性有关。理想的加压治疗措施是达到尽可能高的工作压力,而静息压力又尽可能低。治疗中,休息时维持一个较低的静息压,让患者感到舒适,而在肢体运动时则产生一个能保证治疗的足够的工作压,此时的压力让患者能够耐受,这样才能让患者保持足够的依从性。弹性压力材料能产生较高的静脉压力,但工作压则较低;非弹性材料则可产生一种低水平的静息压和高水平的工作压,也就是说低弹性的刚性材料(如低伸缩性绷带)可达到压力治疗的理想状态,但其穿戴的难度和患者的无法忍受则是应用障碍。

加压措施需借助材料做成的工具才能实现。除用于加压治疗的各种仪器外,按加压器具制备材料是否有弹性分为弹性加压工具和非弹性加压器具。按所制成器具的类型分为加压弹力长筒袜和加压弹力绷带,而后者又进一步分为永久性绷带和需更换绷带。

　　进行加压治疗时,无论使用弹力绷带还是弹力袜,主要采取两种方法:可以实现高静息压力与低运动压力的弹力系统;可以实现低静息压力与高运动压力的相对刚性非弹性支持系统。上述方法均可采用单层或多层系统。加压也可以通过结合弹性与非弹性材料实现,如一些已有的多层加压系统。由于存在皮肤破损的风险,故不推荐采用单一弹性绷带的方式进行高度加压。较好的加压方式采用多组分、多层系统,从而实现独立于施用层数的更高压力。

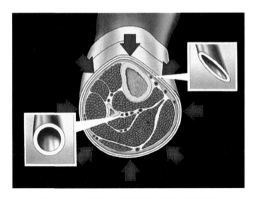

图 5-2-1　高弹性绷带作用机制示意图
注:对深部静脉的影响很小

二、加压治疗的常用器具

1. 弹力绷带

　　弹力绷带可分高弹性型(拉伸长度可超过原始长度的 100%,图 5-2-1)、低弹性型(拉伸长度可超过原始长度的 70% ~ 100%,图 5-2-2)和无弹性型(如石膏绷带或尼龙搭扣绷带)。弹力绷带包扎方法可采用螺旋包扎、连续包扎或者八字形包扎法(图 5-2-3),尚无数据显示某种方法较于其他方法更优越。

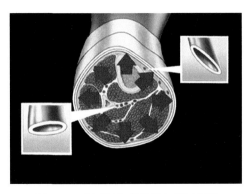

图 5-2-2　低弹性绷带作用机制示意图
注:有效地作用在表浅及深部静脉

　　低弹性绷带是用以治疗静脉疾病的标准绷带,其物理学特性决定它应该成为静脉压力治疗领域的主要器具。但其也存在如下弊端:①技术上较难掌握:使用时操作较复杂,需要操作者具备一定的经验和技巧,这是弹力绷带最大的缺点。②治疗压力难以维持恒定:弹力绷带缠绕后无法长时间维持恒定的治疗压力,即使由经验丰富的专

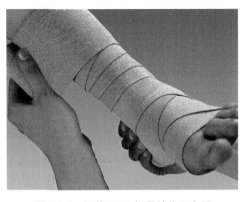

图 5-2-3　振德 ACE 绷带缠绕示意图

业人员进行包扎,压力仍然难以保持一致。③患者依从性欠佳:由于操作难度较大,临床上患者实际应用时,必须经过医护人员的专业指导训练才能掌握用法,即便如此也常有部分患者因不能独自操作或更换绷带困难而放弃治疗;此外,患者洗澡等日常活动受到影响,给生活带来不便。

弹力绷带适应于如下几种情况:在静脉曲张治疗期间为达到控制水肿、治疗静脉性溃疡、控制淋巴水肿的目的时,推荐采用弹性绷带系统。另外对于皮肤较为脆弱、无法穿着弹力袜的患者,弹力绷带也是较为实用的选择。在保证治疗效果的前提下,要尽量压缩弹力绷带的使用时间,以便尽快过渡到可使用加压长筒袜治疗的阶段。

2. 医用弹力袜

医用弹力袜可由多种材料制成,包括丝、棉、聚酯、尼龙、天然橡胶、聚丙烯,或弹性材料的联合。压力呈逐级阶梯式递减,最大的压力在脚踝部分,随着肢体周长的增加,压力逐渐减小。弹力袜有连裤袜式、过膝或及膝式,可以进行定做或使用均码弹力袜,重要的是根据患者情况选用适当大小与压力的弹力袜进行治疗。目前对膝下与大腿长度的弹力袜应用效果比较研究显示二者治疗效果差别不大,但过膝弹力袜穿着较为困难,而且可能增加额外风险,尤其当未准确测量患肢时,弹力袜可能产生止血带效应,阻滞静脉回流,这些因素将影响患者依从性,有研究显示,穿过膝弹力袜患者的依从性低于穿膝下弹力袜患者。

与弹力绷带不同,弹力袜的压力与穿着人员的人为施力无关。弹力袜设计有不同的压力类型,但是目前世界上缺少统一的标准,且缺乏标准的压力度量方法,使得弹力袜的比较研究困难重重。医用弹力袜可提供不同的压力级别,以适应不同的病情,见表5-2-1。

表5-2-1 不同压力梯度的医用弹力袜适应证

加压程度(mmHg)	适应证
< 20	预防深静脉血栓形成(穿着阶梯压力式弹力袜) 轻度水肿 疲劳、腿部疼痛(腿部职业病症状)
21 ~ 30	轻度静脉曲张 轻度至中度水肿 长时间飞行(> 4 h,深静脉血栓形成的高危患者) 妊娠期间及分娩后静脉曲张

续表

加压程度（mmHg）	适应证
31 ~ 40	静脉溃疡（包括治愈的溃疡） 深静脉血栓形成 血栓性浅静脉炎 静脉手术与硬化治疗后 静脉曲张伴严重水肿和（或）皮肤改变 深静脉血栓形成后综合征 轻度淋巴水肿
> 40	严重淋巴水肿 严重慢性静脉功能不全

弹力袜主要应用于保持四肢体积、预防静脉性溃疡、水肿与淋巴水肿。因为医用弹力袜的穿戴很方便，无须专门训练，患者也可很快掌握，从而保证了患者对治疗的依从性和可重复性。医用弹力袜原则上仅在日间腿部承受站立位体重时才需穿戴，这意味着应晨起时穿上而夜间入睡前脱下，因此与加压绷带相比较有不影响体力活动、对皮肤影响小等突出优势。如果患者每天穿着，弹力袜应每 3 ~ 6 个月更换一次。

三、压力治疗器具的使用原则

静脉曲张患者使用弹力袜、弹力绷带或其他有压迫作用的支持物的意义在于控制浅静脉高压，延迟足靴区皮肤和皮下组织营养性障碍的发生，预防静脉性溃疡形成。对既已形成溃疡者，也是一种有效的处理方法。一般认为弹力袜或弹力绷带包扎到膝部即可，压力要求达到 40 mmHg，踝部压力应大于小腿压力。

使用弹力器具时掌握以下原则：①应于每日晨起床前使用，夜间卧床后拆除；②必须从趾、足跟起到膝下为止，压迫整个小腿和足部浅静脉，压迫的强度以能压瘪浅静脉而又不至于影响动脉供血和深静脉血液回流为标准；③足靴区应保证稳妥和坚实的压迫；④弹力袜或弹力绷带应定时更换，以保证充分的弹力压迫。

整个加压治疗过程至少可分为急性期和持续期，根据不同病程和器具的特点而选择弹力袜或弹力绷带。弹力绷带可使肢体变纤细，适用于瘀血期和急性期治疗；医用弹力袜可将已经纤细的肢体保持恒定状态，适用于持续期和慢性期治疗。当肢体处于水肿期，穿着加压长筒袜会使患者产生不适感甚至疼痛，故此时不适应用弹力袜，并且也无助于水肿的消退。

目前缺乏大样本、多中心的应用弹力绷带或弹力袜的患者依从性相关研究,但笔者在临床工作中的观察现实,依从性差的患者可能高达 80%,这对于下肢静脉性溃疡的治愈率与复发率有着负面影响。患者可因多种原因终止或放弃成压力治疗,包括卫生宣教不到位,疼痛、穿着困难等某些身体因素,美观因素,治疗成本高,以及临床医生选择的治疗方法不当等。

四、适应证与禁忌证

1. 适应证

静脉疾病继发的腿部疲劳;下肢水肿;静脉曲张;静脉功能不全引起的皮肤改变(静脉性湿疹、色素沉着、脂质硬皮症、白色萎缩);预防深静脉血栓形成;治疗深静脉血栓形成或血栓性浅静脉炎;治疗活动性或已愈合的下肢静脉性溃疡;淋巴水肿;预防长途飞行(航行时间＞4 h)引起的深静脉血栓或水肿。

2. 禁忌证

下肢深静脉血栓形成(未放置下腔静脉滤器);急性炎症性皮肤病或脓肿;并存心力衰竭、肺水肿;有恶性肿瘤病史者;急性丹毒。

第三节 间歇式充气加压治疗系统

一、治疗原理

充气加压设备的原理是利用气密室(单腔或者多腔)气囊可以依次充气与放气,对肢体施加压力。位于远端的腔室先充气加压,进而向近端连续进行,如此可对整个肢体产生挤压并促进静脉血向近端回流的作用。这些气密室产生的梯度压力由 100% → 80% → 60%,模拟人体所需的肢体远端至心脏的压力差异,增加静脉血流速度,有助于增加静脉回流,减少水肿,甚至可以增加动脉受阻肢体的动脉血流。

二、参数设置

间歇式充气加压治疗设备的参数可进行调节,包括最高的外压、压力时间与循环时间。治疗时,要求患者放松,为增强治疗效果,应略抬高患肢,加压间歇时间一般设定 10 ～ 15 s,治疗时间 20 ～ 30 min,每日 1 ～ 2 次,15 ～ 20 d 为一个疗程,每疗程中间休息 1 周左右,如病情需要可实施第二个疗程。根据患者承受程度设定压力,初始时压力设置较低,先从 60 mmHg 开始,适应后逐渐增加到有效压力。理论上应根据不同的适应证选择特定的压力工作程序,但现有文献在这一问题上意见并未统一,但绷带的充气压力不应超过 100 mmHg 则是较为一致的结论,对于静脉性水肿压力认为压力设定在 30 ~ 40 mmHg 可能最佳。

可根据每个患者的疾病类型、分级和局部表现对间歇式充气加压治疗进行量化。针对不同的疾病及病情,间歇式充气加压可以发挥抗血栓形成和促进微循环,清除血液中代谢废物,改善氧和物质交换等功能。但本治疗方法也有一定缺点,如价格昂贵不易普及,体积笨重而移动性差,工作时噪音大,需要外接电源等。但较新的设备更加便携,待机时间也充分延长。

三、适应证与禁忌证

1. 适应证

原发性和继发性淋巴水肿;慢性静脉功能不全;创伤后水肿;下肢深静脉血栓形成后遗症(或合并慢性溃疡);下肢静脉手术后恢复期;各类大手术后、长期卧床、昏迷、截瘫等高危患者预防深静脉血栓形成;内分泌紊乱、甲状腺功能减低症等引起肢体肿胀;乳腺癌根治术后、放疗等导致上肢淋巴回流障碍或上肢深静脉血栓形成恢复期肢体肿胀等。

2. 禁忌证

急性炎症性皮肤病或脓肿、心力衰竭、肺水肿、恶性肿瘤、失代偿性心力衰竭、扩展性血栓性静脉炎、下肢深静脉血栓形成、丹毒、未经纠正的重度高血压、急性下肢软组织损伤、神经病变和淋巴引流通路阻塞。

四、治疗前评估

若对间歇式充气加压治疗的适应证和禁忌证进行严格把控,副作用其实极其罕见,主要有腓骨损害、压力性坏死和室间隔综合征,均只见于个别病例。因此,充分的治疗前患者评估,对保证安全至关重要。

所有开始加压疗法前患者应进行全面血管检查,以排除严重的外周动脉性疾病。若患者足背动脉搏动减弱或消失,应计算该侧的踝肱指数,即计算肱动脉收缩压与足背动脉或胫后动脉的收缩压(取二者中较大值作为踝部血压)的比值。

如果患者患有动脉硬化性疾病或者糖尿病,需要进行足趾血压指数(光学体积描记法)的测量。测量原理是使用由发光二极管与光传感器组成的光电设备探测皮肤血流的改变。测量时利用脚趾袖带充气后放气,当放气使袖带压力达到足趾收缩压时,可以检测到波形。用肱动脉压力除以得到的足趾动脉压力,即可得到趾肱指数。正常情况下,趾肱指数应＞0.7。

一般认为当患者的踝肱指数＞0.8时,采用加压疗法是安全的。但当踝肱指数在0.5～0.8之间时,建议降低压力进行治疗,同时推荐患者前往血管专科门诊进行评估。当踝肱指数＜0.5时,应避免使用加压疗法,仅在血管科专家会诊后可考虑采用间歇加压疗法。

事实证明,间歇式充气加压治疗在慢性静脉功能不全、下肢深静脉血栓形成后综合征、下肢静脉性溃疡上可取得令人满意的疗效,可明显改善症状。

第四节　压力治疗在静脉疾病的临床应用

一、下肢静脉曲张术后

下肢静脉曲张应用弹力袜防治已经广为人知,本节不做过多赘述。但静脉曲张手术后也应常规穿戴弹力袜,其具有以下作用:①促进术后功能恢复和创口愈合,防止静脉曲张复发;②控制术后瘀血,减轻术后疼痛和皮下血肿;③消除术后患肢水肿;④消除先前由静脉曲张、下肢静脉血液回流障碍引起的肿胀、酸痛等症状,使色素沉着、硬化的皮肤逐渐好转,促进皮肤溃疡愈合。

大隐静脉曲张术后出现的疼痛、皮下血肿、下肢肿胀甚至深静脉血栓形成等并发症是影响手术效果的重要因素,在一项大样本的大隐静脉曲张患者术后随机对照临床试验中,发现术后穿着弹力袜组下肢肿胀较对照组明显减轻,其他并发症发生率也相应减少。目前对大隐静脉曲张术后弹力袜穿着时间尚无定论,但多数学者认为术后连续穿戴6个月比较合理。

二、静脉性溃疡

腿部静脉性溃疡的压力治疗多选择弹力绷带,有研究显示,与未进行压力治疗的患者比较,弹力绷带治疗可以提高溃疡愈合率。文献也指出,与单组分系统相比,采用多组分系统效果更佳;与非弹性组分相比,采用弹性绷带对于治疗更加有效。对于静脉性溃疡推荐的踝部加压水平为30～40 mmHg。对于复发性静脉溃疡,压力水平的设定颇为重要,尽管缺少压力治疗对预防复发性静脉溃疡的相关临床试验,但有间接证据表明,接受高强度的加压治疗,较接受中等强度的加压治疗来说,患者更少出现新发溃疡,因此建议应当为患者开具可以使用的最强压力水平的加压治疗。总之,静脉性溃疡的压力治疗比较复杂,具体流程见表5-4-1。

表 5-4-1　下肢静脉性溃疡的压力治疗要求

	评估	诊断	治疗推荐	
疑似腿部静脉性溃疡的患者	非侵入性诊断 • ABPI • 确诊静脉性疾病 • 排除其他疾病的相关检查	静脉性溃疡	加压治疗 • 多组分加压（弹性或非弹性） • IPC 外科手术	可移动的患者 一线治疗： • 多组分加压（弹性或非弹性） 二线治疗： • 弹力袜 制动或无法活动的患者 一线治疗： • 多组分加压（弹性） 二线治疗： • 多组分加压（弹性）+IPC
		动脉性溃疡	血管专科医师就诊	
		混合性动脉与静脉性溃疡（ABPI 0.5～0.8）	加压疗法（15～25 mmHg） 血管专科医师就诊	
		混合性动脉与静脉性溃疡（ABPI ＜0.5）	血管专科医师就诊 不使用加压治疗	
		其他	针对疾病的治疗	

三、深静脉血栓后综合征

大约 1/3～1/2 的下肢深静脉血栓形成患者会在 2 年内发展成为深静脉血栓后综合征，轻者出现瘀血性色素沉着、静脉曲张、轻度疼痛与肿胀，重者则可出现顽固性水肿、慢性疼痛与下肢静脉性溃疡。一项荟萃分析建议，所有患有深静脉血栓形成者应穿着及膝阶梯压力式弹力袜，以减少血栓后综合征的发生。弹力袜踝部压力至少应 30～40 mmHg，穿着时间至少 2 年，已发生血栓后遗症者则应穿着更长时间。对于存在严重水肿患者，建议采用间歇式充气加压治疗。

四、预防深静脉血栓形成

目前预防深静脉血栓形成（DVT）的方法主要包括药物和机械性压迫两种，后者主要包括弹力袜和间歇式充气加压设备。有许多研究表明，穿着弹力袜有助于预防腹部、胸部、血管、大型普外科或妇产科手术、神经外科手术或全髋关节置换术后的 DVT。也有文献支持在上述手术后，使用间歇式充气加压治疗，以预防 DVT。

采用阶梯压力式弹力袜（踝部压力 16 ～ 20 mmHg）治疗时，应当充分对患者进行测量并且穿戴尽量长的时间，直至患者能够完全移动。

一般认为，弹力袜在预防 DVT 的作用是多方面的，以外界弹性压迫缩小下肢深静脉管径为主要因素。文献报道指出，下肢受外界弹性压迫后，肢体的横截面积缩小并增加静脉中的血流速度；下肢承受 15 mmHg 压力时，其静脉的横截面积可减少约 20%，浅静脉和深静脉系统的血流速度显著增加，使静脉血液不致滞留，又能减轻或防止静脉壁扩张，从而使一些导致血栓形成的因子血液内水平减低，与内膜接触时间显著减少，并且还有利于静脉瓣窝中血液排空。

已有研究显示，个体化定制的弹力袜效果并不优于非定制品。因此，不必按照患者患肢的尺寸定制，但必须依据患肢直径选择合适的型号。此外，一些研究发现，长筒弹力袜预防 DVT 的效果也不优于短筒弹力袜，而且价格较贵，并容易造成患肢不适感。

总之，加压疗法是预防静脉与淋巴系统功能障碍的主流治疗方法，治疗方法的选择取决于患者因素与功能障碍的程度。后续应当进一步对加压程度进行标准化分类，以指导临床医师的具体使用，提高压力治疗的效果。

（李春民　姜双鹏　张望德）

第六章　下肢静脉曲张的药物治疗

　　不同程度的下肢静脉曲张患者大多需要药物治疗来缓解临床症状与体征。目前研究表明,下肢静脉曲张造成了下肢静脉血流异常,从而导致静脉压升高,静脉压升高后导致了静脉系统出现炎症级联反应,同时,白细胞聚集以及白细胞与血管内皮的相互作用导致了皮肤病变及下肢溃疡。因此,目前临床上使用的药物大多是针对以上发病机制发挥作用,其作用机制主要在于增加血管张力、改变毛细血管阻力、改善淋巴回流、纠正血流动力学异常、抑制炎症反应,从而改善因下肢静脉曲张导致的各种症状。

　　治疗下肢静脉曲张的药物多种多样,近年药物治疗的重要性逐渐受到重视,药物联合加压治疗和(或)手术治疗的综合治疗方式已成为新的趋势,综合治疗方案在遏制和缓解下肢静脉曲张及其他慢性下肢静脉疾病的病理生理变化方面作用显著,同时对进一步巩固手术疗效亦发挥重要作用。目前,临床上较常用的有静脉活性药物(venoactive drugs, VADs)、前列腺素 E1(prostaglandin E1, PGE1)、己酮可可碱、活血化瘀类中成药、非甾体抗炎药等几类,不同药物作用机制不尽相同,对于不同阶段下肢静脉曲张患者效果亦不同。

第一节　静脉活性药物

一、药理机制

　　VADs 系一类药物,其共同作用机制是增加静脉张力,降低血管通透性,提高肌泵功能,从而促进静脉和淋巴回流。我国目前常用的 VADs 包括黄酮类、七叶皂苷类、香豆素类等。

二、适应证

VADs 广泛适用于下肢静脉曲张各个阶段的患者,也可与硬化剂治疗、手术和(或)加压治疗联合使用。VADs 主要用于改善患者症状,如能坚持使用至少 3～6 个月,大多可明显改善患者的下肢沉重、酸胀不适、疼痛和水肿等临床表现,坚持长期治疗可以提高疗效并巩固效果。

三、常用药物的用法

1. 黄酮类

黄酮类化合物的主要成分为地奥司明,其中一类是微粒化纯化黄酮类,其为复方制剂,每片含纯化微粒化的黄酮类化合物 500 mg,其中地奥司明 450 mg,以橙皮苷形式表示的黄酮类成分 50 mg,其小肠吸收率是非微粒化黄酮类药物的 2 倍。它采用独特的微粒化技术,将直径为 20 μm 的药物颗粒转为直径为 2 μm 的微粒,使得药物与小肠黏膜的接触面积增加 20 倍,吸收能力比未微粒化的地奥司明大大增加,从而增加临床疗效。

其作用机制是多方面的:①对于静脉系统,通过延长去甲肾上腺素作用于静脉壁引起收缩的时间,从而增强静脉张力;②对微循环系统,可明显降低白细胞 - 血管内皮细胞的黏附、移行、崩解释放炎性物质,从而降低毛细血管的通透性及增强其抵抗力,还具有降低血液黏滞度及增强红细胞流速的功能,可以减轻微循环瘀滞;③对于淋巴系统,增加淋巴引流速度以及淋巴管收缩作用,从而加快组织间液的回流,改善淋巴回流,减轻水肿。由此可见,长期应用微粒化纯化黄酮类药物可延缓疾病进程。

【用法用量】:常用剂量为每日 2 片;将每日剂量平均分为两次于午餐和晚餐时服用。

2. 七叶皂苷类

七叶皂苷类药物目前在国内外应用广泛,其对下肢静脉曲张及慢性静脉疾病疗效确切。其主要成分是七叶皂苷类,含有欧洲马栗树籽提取物 150 mg,按无水七叶皂苷素计算,相当于 30 mg 三萜糖苷。

七叶皂苷类药物作用机制为:①促进内源性糖皮质激素的释放,稳定细胞膜,抑制溶酶体的活性,阻碍蛋白代谢,降低毛细血管渗透性,从而对抗渗出,减轻静脉性充血,增加静脉血液回流速度,减轻肢体水肿、组织肿胀;②拮抗 ATP 含量的减少及磷脂酶 A2 的增加,后者可导致炎性介质前体的释放,因此可减少嗜中性粒细胞的黏附与激活,以及释放相关的炎性介质,从而起到抗炎作用;③通过增加血管内皮细胞内 PGF2α 的含量,收缩小血管,改善静脉瓣膜功能;

④抑制透明质酸酶和溶酶体酶,保护和修复毛细血管壁及静脉中层的弹力纤维,增加静脉壁的弹性和张力,使毛细血管的强度和弹性得到恢复,起到预防和治疗静脉性水肿的作用;⑤通过作用于血管内皮细胞感受器使静脉收缩,增加静脉回流量和流速,改善微循环,减少静脉容积,降低静脉压,从而减轻静脉瘀滞症状,改善和消除静脉曲张缺血缺氧所致的下肢水肿、疼痛、瘙痒、疲劳负重感等。

【用法用量】:欧洲马栗树籽提取物,成人每日早、晚各1次,每次1~2片,餐后口服。病情较重或治疗初期,每次2片,或遵医嘱。20 d为一个疗程,适合长期口服。

3. 香豆素类

香豆素来源于草木樨植物提取物,香豆素类的代表药物是消脱止-M(草木樨流浸液片),其通过降低毛细血管通透性,促进血液循环及增加血液流量,促进淋巴回流,有效减轻水肿。草木樨流浸液片为黄花草木樨的流浸液提取物,主要含有香豆素类、酚酸类、黄酮类和三萜皂苷类以及脂肪油类等多种化合物。

近年来,国内外对草木樨提取物的药理作用进行了深入研究,其作用机制:①有效抑制炎症介质合成和释放,缓解炎症反应程度,有明显消炎、镇痛作用;②通过降低创伤、骨折、劳损、组织缺氧、手术等各种原因造成的血管壁通透性增高,增强毛细血管强度,抑制血清蛋白丧失,维持正常胶体渗透压,减少渗出,从而起到抗水肿作用;③通过抑制肾小管钠和氯的重吸收,起到利尿作用;④能增强血管强度和弹性,改善动脉、静脉血流量,促进血液循环及增加血液流量,从而预防和治疗静脉曲张、静脉炎等静脉功能不全;⑤扩张淋巴管,增加淋巴液流量,促进淋巴循环,减轻淋巴循环障碍引起的组织水肿;⑥通过激活网状内皮系统和改善末梢循环的作用,增加新生肉芽细胞的生成,促进创面修复;⑦还具有免疫调节功能及抗氧化、清除自由基作用。

【用法用量】:餐前口服,每次2~4片,每日3次。该药药品说明书及相关指南未具体说明使用疗程,临床上医师一般建议口服2~4周为一个疗程,可使用3~6月。

四、不良反应

VADs在临床应用过程中,有部分药物不良反应的报道。黄酮类较常见的不良反应为胃肠道反应,如腹泻、消化不良、恶心、呕吐等,未见有严重不良反应报道。七叶皂苷类药物在个别情况下会出现轻微胃肠道反应或皮肤瘙痒,此时并不需要停止治疗,建议患者餐中服药大多能减轻不良反应。草木樨流浸液片使用说明书注明至今未发现明显不良反应,但有文献报道既往有胃炎、胃溃疡等胃肠疾病的患者,餐前服用该药后出现轻度胃部不适,改为餐后服用可使症状缓解,并未影响治疗。

（蒋　鹏）

第二节　前列腺素 E1

一、药理机制

PGE1 是广泛存在于人体内的生物活性物质,可以减弱白细胞激活作用、降低皮肤病变的炎症反应、抑制小血管扩张、限制血小板聚集,因此可以用于治疗瘀滞性皮炎、脂性硬皮病以及静脉性溃疡,同时能够改善肢体肿胀。

PGE1 在静脉疾病的作用机制为:①通过增加血管平滑肌细胞内的 CAM 含量,发挥扩血管作用,降低外周阻力;②抑制血小板凝集,降低血小板的高反应和血栓素 A2（TXA2）水平,可抑制血小板活化,促进血栓周围已活化的血小板逆转,改善红细胞的变形能力;③激活脂蛋白酶及促进甘油三酯水解,降低血脂和血黏度;④刺激血管内皮细胞产生组织型纤溶性物质（t-PA）,具有一定的直接溶栓作用;⑤通过抑制血管平滑肌细胞的游离 Ca^{2+},抑制血管交感神经末梢释放去甲肾上腺素,使血管平滑肌舒张,改善微循环。

二、适应证及用法

1. 适应证

目前临床应用较为广泛的 PGE1 为前列地尔注射液,国内临床上大多用于治疗慢性动脉闭塞症（血栓闭塞性脉管炎、闭塞性动脉硬化症等）引起的四肢溃疡及微小血管循环障碍引起的四肢静息疼痛。尽管前列地尔注射液说明书中未标明其在静脉疾病方面的作用,但在最新的《卢瑟福血管外科学》（第七版）以及《慢性下肢静脉疾病诊断与治疗中国专家共识 2014 版》中均提及前列腺素 E1 对于静脉性溃疡的治疗作用,故该药可以作为缓解轻中度下肢静脉功能不全患者症状的药物,同时对于静脉性溃疡有一定治疗作用。

2. 用法用量

前列地尔（5 ～ 10）μg+0.9% 氯化钠或 5% 葡萄糖注射液 10 ml 缓慢静脉注射,或直接入滴壶缓慢静脉滴注,成人每日 1 次。

三、不良反应

前列地尔通常药物不良反应较少，有时出现发红、瘙痒、胃肠道不适及头晕、头痛，偶见肝功能异常、加重心力衰竭、肺水肿及休克；使用中应注意本药的禁忌证为严重心功能不全、妊娠或可能妊娠的妇女。

（蒋　鹏）

第三节　己酮可可碱

一、药理机制

己酮可可碱在静脉曲张治疗中的作用机制：①己酮可可碱代谢产物具有降低血液黏稠度和改善脑及四肢的血液微循环作用；②可增加组织携氧能力，改善红细胞变形能力，还可抑制中性粒细胞黏附与激活，改善血小板黏附及血小板聚集性，使外周缺血组织的血流量增加，改善组织血供；③本药还是一种细胞因子拮抗剂，可抑制肿瘤坏死因子 α 的产生，能增加细胞内环磷酸腺苷，改善组织细胞功能和血流动力学，具有抗纤维化作用，能提高纤溶活性。

己酮可可碱（pentoxifylfine）的上述药理效应提示该药物可以在治疗静脉溃疡中发挥作用。已有己酮可可碱联合加压治疗与加压治疗联合安慰剂比较的 meta 分析显示，己酮可可碱联合加压治疗对于溃疡完全愈合更有效（RR 为 13.95% 置信区间为 1.10 ～ 1.54）。Weitgasser 进行的一个双盲和安慰剂对照的己酮可可碱治疗静脉溃疡的研究显示，30 例接受己酮可可碱治疗的患者中 26 例改善，29 例接受安慰剂治疗者 13 例改善，两组比较有显著性差异（$P < 0.05$）。Herger 亦研究了己酮可可碱对血管性溃疡的治疗作用，73 例溃疡患者中有 42 例是静脉性溃疡，给予己酮可可碱 400 mg，每日 3 次口服，持续治疗 8 周后，73 例中有 62 例溃疡愈合，愈合率为 84.9%。

二、适应证

适应于慢性静脉功能不全所致的静脉性溃疡、瘀积性皮炎，伴有间歇性跛行的慢性闭塞性脉管炎的对症治疗；临床上亦用于缺血性卒中后脑循环改善，以及防治血管性痴呆。

三、用法用量

口服给药：每次 0.2 ～ 0.4 g，每日 2 ～ 3 次；控释片 400 mg 每日 1 次，疗程

2～12周。静脉给药：每次100 mg缓慢静脉注射；或100～400 mg加入5%葡萄糖溶液250～500 ml中每日1次缓慢静脉滴注（持续90～180 min），疗程1～2周。

四、药物不良反应

己酮可可碱常见的不良反应有恶心、头晕、头痛、厌食、腹胀、呕吐等，其发生率均在5%以上，最多达30%左右。

较少见的不良反应有：①心血管系统：血压降低，呼吸不规则，水肿；②神经系统：焦虑、抑郁、抽搐；③消化系统：厌食、便秘、口干、口渴；④皮肤：血管性水肿、皮疹、指甲发亮；⑤其他：视力模糊、结膜炎、中央盲点扩大；味觉减退，唾液增多，白细胞减少，肌肉酸痛，甲状腺肿大和体重改变等。偶见心绞痛、心律不齐；黄疸、肝炎、肝功能异常；纤维蛋白原降低，再生障碍性贫血和白血病等。

第四节　活血化瘀中成药

近年来，活血化瘀和软坚散结中成药在下肢静脉曲张的治疗中也获得了较好的评价，能显著促进静脉曲张溃疡创面的愈合，减轻局部水肿和改善肢体肿胀及下肢沉重感、皮肤色素沉着。

一、药理机制

中医运用活血化瘀药物从整体出发，同时结合辨病、辨证、内外合治、标本兼顾，配合生肌、温阳、祛腐、解毒等中药，在临床上取得了良好的效果。通过动物及体外细胞培养的实验研究表明，活血化瘀中药及有效成分可通过改善微循环障碍、抑制组织异常增生、抑制炎症、调节多种生长因子水平、促进调节胶原蛋白表达等作用而达到促进创面愈合的目的。同时具有明显的抗炎作用，使创面毛细血管通透性增高，炎细胞大量渗出、浸润，并能及时清除坏死物质，促进创面成纤维细胞合成和分泌细胞外基质及各种生长因子，加快创面血管化进程，有利于创面周缘皮肤干细胞增殖、迁移、分化，进而促进创面修复。

二、辨证施治

辨证施治是合理应用中成药的基础。清热利湿，活血化瘀法适用于湿热瘀证，主要表现为除有血瘀证象外，见患部肤红灼热、水肿或疮面湿烂，舌红，苔黄腻，脉滑数等，常见于DVT急性期、急性丹毒、血栓性浅静脉炎等疾病。健脾利湿，活血化瘀适用于脾虚湿瘀证,主要表现为下肢水肿、全身倦怠、脘腹胀满、大便溏稀,舌苔白腻及脉濡缓等,常见于下肢静脉瓣膜功能不全、静脉血栓形成恢复期。温肾利湿,活血化瘀适用于肾虚湿瘀证,主要表现为患肢水肿、肤冷、全身畏寒,舌淡,苔白润或白腻,脉沉弱等,常见于糖尿病血管病变的中、晚期,血栓闭塞性脉管炎后期以及下肢静脉性疾病后期。

三、常用药物及临床应用

1. 活血通脉胶囊

活血通脉胶囊(国药准字 Z41020059,Z10880004,Z20100032,Z20100036)主要成分为水蛭。现代研究认为水蛭素是凝血酶的特效抑制剂,不仅能阻止纤维蛋白原凝固,也能抑制凝血酶同血小板的结合,并使凝血酶与血小板解离。功能:破血逐瘀、活血散瘀,通脉止痛。主治:可用于血瘀、肿块、胸闷、心绞痛、跌打损伤及高脂血症。用法用量:口服1日3次,每次2～4粒。不良反应及注意事项:妊娠期慎服;对本品成分过敏者禁用;用药期间忌食辛辣、生冷、油腻食物。

2. 脉管复康片

脉管复康片(国药准字 Z12020023,Z14021719)主要成分:丹参、鸡血藤、郁金、乳香、没药。现代研究认为本品具有体外抑制大鼠血栓形成和抗血小板聚集作用,降低全血黏度和红细胞电泳时间,增加大鼠后肢血流量,并具有一定的镇痛作用。同时可改善皮肤血液循环,减轻炎症反应。功能:活血化瘀、通经活络。主治:脉管不通引起的脉管炎、硬皮病、动脉硬化性下肢血管闭塞、下肢静脉曲张并发的皮肤病变。抑制静脉曲张病情进展,并逐步改善症状,治疗下肢静脉曲张引起的下肢瘀积性皮炎、脂质硬化症、血栓性浅静脉炎,促进下肢溃疡愈合。可改善下肢静脉曲张引起的酸楚、沉重、易疲劳症状,可消除肢体水肿、色素沉着,修复血管和促进血液循环。李俊海用脉管复康片治疗下肢静脉功能不全并下肢皮肤水肿、皮炎、脂质硬化、溃疡形成、血栓性浅静脉炎36例,有效率94%;邓显用脉管复康片加弹力袜治疗下肢静脉性溃疡30例,其下肢静脉溃疡愈合时间、创面愈合率均优于同弹力袜加安慰剂治疗组。用法用量:口服,每日3次,每次6片。不良反应及注意事项:经期减量,妊娠期及肺结核患者遵医嘱服;对本药任一成分过敏者禁用,

3. 通塞脉片

通塞脉片(国药准字 Z32020535)为复方制剂,主要成分为黄芪、当归、党参、玄参、金银花、石斛、牛膝、甘草。功能:活血通络、益气养阴。主治:主要用于轻、中度血栓性静脉炎的治疗。用法用量:口服,每次5～6片,一日3次。不良反应及注意事项:糖尿病患者用药时应注意检测血糖,脂肪肝患者用药时

注意检测肝功能,血栓闭塞性脉管炎属阴寒证者慎用;对该药任一成分过敏者禁用。

4. 湿润烧伤膏

湿润烧伤膏(国药准字 Z20000004)主要成分为黄连、黄柏、黄芩、地龙、罂粟壳、蜂蜡等。湿润烧伤膏有活血化瘀、清热解毒、去腐生肌、抗感染的功效。其中主要化学成分黄芩苷、小檗碱、蜂蜡及植物油等对末梢血管及肌肉具有一定的保护作用,可明显促进皮肤毛细血管的血液循环,增强机体抵抗力,有抗炎、抗变态反应、抑菌及抗病毒等作用。湿润烧伤膏破坏细菌生长繁殖的环境,隔断细菌食物和水分的供给,让创面坏死的组织尽快液化排出,发挥屏障作用。本品外用对豚鼠局部皮肤烫伤组织的治疗作用试验,具有促进创面愈合的作用。对 20% 醋酸灼伤大鼠肛门致溃疡的治疗试验,有促进溃疡愈合作用。对小鼠耳廓炎症和大鼠琼脂足肿,有抗炎作用,对小鼠热辐射致痛和家兔 KCl 电极刺痛均有止痛作用。功能主治:主要用于下肢静脉曲张溃疡创面的治疗。用法:将湿润烧伤膏摊涂在无菌纱布上,制成湿润烧伤膏纱布条后外敷于溃疡创面,外用纱布或弹力绷带包扎,每日换药 1 次。注意事项及不良反应:暴露创面用药;换药时,用纱布拭净创面上药膜及创面分泌物;孕妇慎用;对芝麻过敏者禁用。

第五节　非甾体抗炎药物

一、药理机制

非甾体抗炎药物有良好的抗炎消肿和止痛作用,推测其可能药理机制为:①抗血小板作用:通过抑制血小板的前列腺素环氧化酶的乙酰化,抑制血栓烷 A2 的生成(血栓烷 A2 促进血小板聚集的作用),从而达到抗血栓作用。②解热镇痛作用:解热作用可能通过抑制前列腺素在下视丘的合成,使外周血管扩张,表皮血流量增加,出汗增加,使散热增加而达到解热作用。通过使前列腺素及其他能使痛觉对机械性或化学性刺激减少有关;③抗炎作用:可能与抑制炎性物质如组胺、缓激肽等的释放有关。但目前学术界对阿司匹林在血栓性静脉炎中抗血栓和抗血小板聚集治疗作用的价值仍有争议。

二、适应证与用法

主要用于大隐静脉曲张并血栓性静脉炎的对症治疗。用法用量:抗血小板作用使用阿司匹林 75 ~ 150 mg/d,建议 100 mg/d,口服;解热镇痛作用建议使用布洛芬胶囊 0.3 g，1 日 3 次，口服。不良反应可有出血、恶心、呕吐、过敏反应、肝肾功能损害。注意事项及不良反应：胃溃疡及消化道出血者禁用；慢性胃炎患者慎用；注意与其他非甾体抗炎药物的交叉过敏反应；严重肝病及肾脏损伤、妊娠期及哺乳期妇女慎用。此外，糖皮质激素、胰岛素及口服降糖药物可促进阿司匹林代谢，注意适当增加药物剂量。

（陶　立）

第七章 下肢静脉曲张的传统手术治疗

手术治疗是目前治疗下肢静脉曲张 C3 期以上有效的方法。然而,在手术之前,应该对患者进行全面的评估,以明确病变的严重程度、部位及特征,并由此明确是否有手术指征及选择适当的手术方式。一般来说,下肢静脉曲张的手术适应证包括:①大范围的静脉曲张;②隐静脉有轴向反流;③大腿中部及前内侧静脉曲张形成;④出现明显疼痛、酸胀感及小腿疲劳感等症状;⑤反复发作的浅静脉血栓性静脉炎;⑥浅表静脉血栓形成;⑦湿疹性皮炎,色素沉着、脂质性硬皮改变;⑧静脉破裂出血;⑨静脉性溃疡的形成。在确定下肢静脉曲张手术指征时,应该注意排除深静脉阻塞引起的继发性静脉曲张,以及先天性静脉曲张可能伴随的深静脉狭窄甚至阻塞,例如 K-T 综合征。

下肢静脉曲张的传统手术治疗包括大隐静脉手术、小隐静脉手术和深静脉手术。传统的大隐静脉式式包括大隐静脉高位结扎和大隐静脉剥脱术两步骤。深静脉手术主要分为针对瓣膜病变的静脉瓣膜内开放手术和针对静脉壁病变的静脉壁外部手术两类。

第一节 大隐静脉手术

大隐静脉高位结扎

大隐静脉高位结扎是下肢静脉曲张传统手术治疗的基本步骤,能够较好地阻断来自深静脉的反流。如果结扎不确切,会增加复发的风险。

(一)手术步骤

1. 腹股沟以上 1 cm 切口是确认隐 - 股静脉交汇点的最佳位置。出于美容考虑,一般选用腹股沟皱褶处切口或腹股沟韧带下切口,与皮肤纹理平行,自股动脉搏动点向内侧延伸切口。切口不宜过大;术前可行彩色多普勒超声检查辅助定位股-隐静脉交汇点,以提高切口位置的准确性,控制切口大小。

2. 分离皮下组织,寻找到大隐静脉,沿着大隐静脉主干向近心端方向游离,显露出隐-股静脉交汇点。

3. 于隐-股静脉交汇处进一步游离皮下及浅筋膜组织,找到大隐静脉的 6 条主要分支后依次结扎、离断(见图 7-1-1)。因为大隐分支的数量和位置存在较大的变异,所以游离范围应该包括隐-股静脉交汇处近端及远端各 2 cm 的大隐静脉主干;而对于单纯大隐静脉高位结扎者,游离的范围应该包括隐-股静脉交界处远心端 10 cm 的大隐静脉主干,以明确有无隐藏的低位分支。

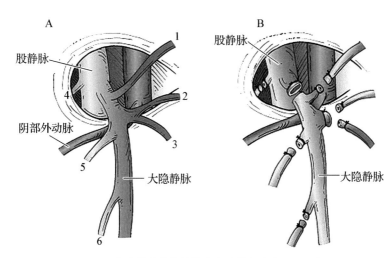

图 7-1-1 大隐静脉高位结扎术大隐静脉分支处理示意图

A: 大隐静脉近隐-股静脉汇合处分支静脉最常见的解剖结构,1 ~ 6 依次为腹壁浅静脉、旋髂浅静脉、外侧副大隐静脉、阴部外深静脉、阴部浅静脉、内侧副大隐静脉。**B:** 术分别结扎、离断大隐静脉及其 6 条分支静脉。

Jack L Cronenwett, K Wayne Johnston. Rutherford's vascular surgery, 7th ed. Amsterdam: Saunders/Elsevier, 2010.

4. 使用缝扎法双重结扎隐-股静脉交汇处。临近交汇处结扎,保留适当长度的大隐静脉残端,以避免结扎后出现股静脉狭窄。遗留的大隐静脉残端也不宜过长,以避免残端内血栓形成及潜在的栓塞风险。

5. 完成大隐静脉近端高位结扎以后,经大隐静脉断端将剥脱器送至远心端。由于静脉反流的存在,在大多数病例,剥脱器可以很轻易地送至膝关节水平。

6. 在膝关节附近可见或者触及剥脱器前端位置,定位并做横行小切口,分离皮下组织并确定大隐静脉主干位置。

7. 游离并切开膝关节平面的大隐静脉主干，钳取剥脱器头端并拉出体外。结扎远心端，调整剥脱器位置。在腹股沟切口处，使用丝线将剥脱器与静脉残端结扎固定，注意保留足够长度的丝线使其在剥脱后仍有尾端在腹股沟口露出。在剥脱器的头端下方，同样使用丝线将剥脱器与静脉段结扎固定。

8. 自近端向远端牵拉剥离器，以剥离大隐静脉主干。大隐静脉主干取出以后，应该将其展开以确定其完整性。如果剥脱过程中静脉断裂，在下部切口处会有静脉远端的部分，这种情况下，如果剥脱器头端系有拖尾长的丝线保留在腹股沟切口区，可利用丝线从相反的方向剥脱残余的静脉主干。

9. 使用弹性绑带加压包扎并抬高术肢，以减少隧道内积血，逐层缝合腹股沟和膝关节切口。

（二）技术要点

1. 术前完善彩超检查准确评估病变静脉

针对病变静脉的定向处理，保留大腿远端功能正常的大隐静脉，可以减轻术后疼痛及降低隐神经损伤的风险。谨慎处理下肢静脉解剖结构呈"S"或者"H"的病变，避免病情加重。明确有无副隐静脉功能不全的情况，对于合并副隐静脉功能不全者，应该同期处理副隐静脉。

2. 减少隧道血液的蓄积

皮下隧道血液残留表现为术后沿大隐静脉走行的条索状隆起，称为假性血栓性静脉炎，其发生与静脉剥脱的操作有关。虽然血栓终将被吸收，但是术后早期患者会有明显不适感。减少皮下隧道出血，除使用含有肾上腺素、利多卡因的麻痹肿胀液外，还可使用弹力绷带包扎患肢及抬高术肢。在置入剥脱器后立即缝合腹股沟切口，亦可在一定程度上减少隧道内出血。对于同时存在分支静脉曲张和反流患者，应在处理这些病变后再进行静脉主干的剥脱，也有助于减少隧道内的血液蓄积。

3. 止血带的应用

止血带主要适用于大腿静脉曲张严重及 K-T 综合征患者，以减少术中出血及形成血肿的风险。行大隐静脉剥脱前，使用弹力绷带对下肢进行驱血；剥脱过程中，于患肢近心端使用无菌充气式止血带，待大隐静脉主干剥脱并切除分支后再解除止血带。

4. 选择适宜规格的剥脱器

使用较小体积头端的剥脱器可减少组织损伤，但是成功率较低；而使用稍大体积的剥脱器头端可增加完整剥脱出整个静脉主干及其属支的成功率。故应根据病情和患者具体情况选择剥脱器。在不影响效果情况下以头端更小为原则。

5. 术后 DVT 的预防

手术当天可予以抗凝治疗,低分子肝素 1 支皮下注射,术后嘱患者尽早下地活动,可以减少 DVT 的风险。

（王劲松　李勇辉）

第二节　小隐静脉手术

一、对小隐静脉手术的认识

既往小隐静脉疾病常被外科医生忽视,在手术治疗时往往处理不够彻底。可能的原因在于:①关于小隐静脉功能不全在下肢静脉曲张疾病中的地位仍未能确立;②小隐静脉反流的发病率相对较低;③手术中同期处理大隐静脉及小隐静脉时,在术中需要患者改变体位;④小隐静脉与周围神经血管的解剖关系密切且变异较多,潜在并发症较多(见图 7-2-1)。

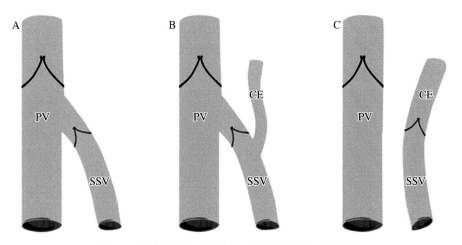

图 7-2-1　小隐静脉 - 腘静脉汇合处的变异情况示意图

注: A: 小隐静脉直接汇入腘静脉,此类型最为常见; B: 小隐静脉汇入腘静脉之前可能延伸出另一条分支,占 1/3; C: 小隐静脉并未直接汇入腘静脉,而其通过 Giacomini 静脉汇入腘静脉。

Black CM. Anatomy and physiology of the lower-extremity deep and superficial veins. Tech VascInterv Radiol, 2014, 17(2):68-73

尽管如此,随着人们对静脉疾病认识和理解的加深,手术效果逐步改善,小隐静脉的处理也越来越受到重视。小隐静脉的手术适应证为:①小腿后侧静脉曲张,尤其是行浅静脉手术治疗后再发的静脉曲张;②单发的外踝溃疡;③筋膜内镜下穿通静脉离断术后的复发性溃疡。

二、手术步骤

1. 患者取俯卧位,使用体位垫垫在身体受压的部位,膝部轻度屈曲,踝部垫枕垫,保持腘窝血管神经结构松弛。

2. 定位术前彩色多普勒检查标记的隐-腘静脉交界点,在标记处稍远侧做横形小切口,切口的长度根据皮下组织厚度而异。

3. 依次分离皮下组织,横行切开筋膜,显露小隐静脉;继续向远心端游离至其进入筋膜与腓肠肌群间的平面,仔细分离小隐静脉周围组织,将小隐静脉与腓肠肌神经分离,显露隐-腘静脉交界点。术中务必小心游离,避免损伤胫神经。

4. 离断小隐静脉,并使用3-0单根丝线双重缝扎小隐静脉。

5. 逐层缝合皮下组织,注意缝闭浅筋膜以避免出现腔隙导致疝形成,皮肤使用5-0可吸收线连续皮内缝合。

三、技术要点

1. 小隐静脉的辨别

由于持续静脉高压的作用,有时小隐静脉看起来像是腘动脉,此时可行连续彩色多普勒超声检查以明确血管性质。小隐-腘静脉汇入处变异较多,术前彩色多普勒超声可以辅助评估小隐-腘静脉汇入处的变异情况,在此处需要谨慎进行高位结扎。

2. 反流静脉的处理

如果存在小隐静脉和腓肠肌静脉或隐间静脉的共干,应当在其汇入腘静脉处结扎共干,同时对小隐静脉及腓肠肌静脉或隐间静脉分别结扎;如果彩色多普勒超声检查明确腓肠肌静脉或腘区浅静脉的反流,需要同时游离、显露这些静脉并结扎。

(王劲松　李勇辉)

第三节　深静脉手术

一、对深静脉手术的认识

20世纪60年代,Kistner提出了"原发性下肢深静脉瓣膜功能不全"的概念,认为深静脉瓣膜功能不全所致的深静脉反流是CVI的重要病因。随着医学影像技术的发展,深静脉反流和功能不全在 CVI 发病中的作用越来越被重视。深静脉瓣膜功能不全的各种修复和功能重建手术也随之发展起来,这种手术的开展在 20 世纪八九十年代达到高峰,但是近些年深静脉瓣膜功能重建术的开展并不够广泛,其原因主要是多数深静脉瓣膜功能重建术过程复杂而与疗效不成正比;且许多临床研究已证实浅静脉手术确有改善深静脉功能的作用。尽管如此,目前仍有许多学者坚持深静脉瓣膜功能重建手术的作用,认为浅静脉手术联合深静脉瓣膜功能重建手术有利于临床症状改善和溃疡愈合,特别是对于严重 CVI 的病例。

二、适应证

对于深静脉功能不全是否施行深静脉瓣膜重建手术的争议越来越多,但我们在选择治疗深静脉功能不全的手术方式时应格外慎重,否则可能会使一些能够经过浅静脉手术即可改善症状及深静脉功能的患者不必要地接受创伤大而复杂的深静脉手术,目前国内外学者已经达成共识的深静脉手术的适应证如下:

1. 如需深静脉瓣膜功能重建手术,瓣膜反流需达到 Ⅲ ~ Ⅳ 级(Kistner 分级);静脉再充盈时间需 < 12 s;站立位时静止静脉压与标准运动后静脉压相差需 < 40%。

2. 对于原发性深静脉反流的患者,瓣膜功能重建手术可适用于严格保守治疗失败者;年轻患者;不宜或不能接受弹力袜等加压治疗者。

3. 继发性深静脉反流需先治疗阻塞性病变,尤其是腹股沟韧带以上的静脉阻塞,只有在保守治疗失败后,且筋膜下内镜交通静脉结扎术(联合或不联合浅静脉手术)术后疗效不满意时,才考虑行深静脉瓣膜功能重建手术。

4. 深静脉瓣膜功能差,但临床分级轻至中度者(CEAP 临床分级 C3 以下),浅静脉手手术效果不好时,才考虑行深静脉瓣膜修复重建术。

5. 深静脉瓣膜功能差,临床分级为重度(C4 以上),如合并浅静脉和交通静脉功能不全,可先行浅静脉手术和(或)交通静脉手术,二期再行深静脉瓣膜功能重建术;也可同时进行二个或三个系统的病变纠治。

三、手术操作步骤

深静脉手术主要分为两类:一类是针对"瓣膜病变"的静脉瓣膜内开放手术,包括静脉腔内瓣膜修复成形术、静脉瓣膜移植术等;另一类是针对"静脉壁病变"的静脉壁外部手术,包括静脉瓣膜包裹环缩、戴戒,腘静脉肌瓣替代术,静脉外瓣膜修复成形术(可借助血管镜)等,旨在缩小静脉管腔周径,以达到阻止反流的目的。

（一）静脉内手术

1. 静脉内瓣膜修复成形术

（1）手术步骤：①取腹股沟处做一内侧纵切口，显示隐－股静脉连接处，游离股总、股浅静脉，在股深、股浅静脉汇合处远侧，正确辨认股浅静脉最高一对静脉瓣，暂时阻断股深静脉，结扎并阻断股总股浅静脉周围小属支。②指压法明确该静脉瓣功能不全。③全身肝素化（1 mg/kg）后，阻断其近端和远端的血流，在瓣叶交会点邻近各缝一针牵引缝线后，切开静脉壁而不伤及瓣叶（图 7-3-1A），此时，可见瓣叶和游离缘伸长，松弛呈荷叶边状（图 7-3-1B）。④以一系列间断缝合缩短瓣叶的游离缘，缝线置于 3 个位置，显露第一对静脉瓣，即切开静脉两侧的每一个瓣叶的交会点，以及后壁的瓣叶交会点。每个位置都可缝合数针，至游离缘呈弧形半挺直状态，以不过紧、不过松弛为度（图 7-3-1C ～ F）。关闭静脉壁时，慎勿缝到瓣叶。④然后测试静脉瓣功能，放开近端阻断钳，血液立刻流向远侧，受阻于修复的静脉瓣所在处，既使在近侧徒手加压，只在静脉瓣所在处增加膨隆，说明修复满意。⑤释放阻断，恢复血流通畅，关闭切口（图 7-3-1G, H）。

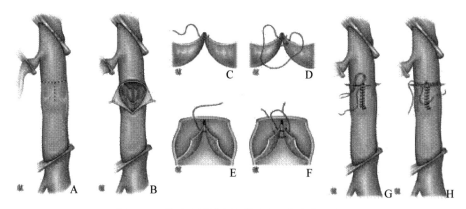

图 7-3-1　静脉内瓣膜修复成形术手术步骤示意图

（2）利与弊：本术式的优点在于充分显露病变的瓣膜，精确修复，疗效较确切。但缺点是必须在两个瓣叶交会处狭窄的空隙间切开静脉，不仅创伤大，而且切口较长，术后易在腔内残留异物和引起静脉血栓形成；手术时间长，操作难度大，且不适用于年老体弱者。

（3）技术要点

①显露静脉瓣及其交会点，并验证瓣膜功能不全：显示隐－股静脉连接处，游离股总、股浅静脉，在股深、股浅静脉会和处远侧，股浅静脉略有膨出处，静脉外观

呈竹节状,即为股浅静脉最高一对静脉瓣,该远侧 8～10 cm 处暂时阻断血流,将阻断近侧的血液以双指挤入股总静脉,放开手指如果见血液立即越过静脉瓣而向远侧溢出,则明确该静脉瓣功能不全;在静脉瓣所在的静脉外壁上,认清瓣叶交会点,可见瓣叶和游离缘伸长,松弛呈荷叶边状。

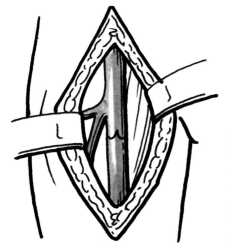

图 7-3-2 静脉内瓣膜修复成形术手术步骤示意图
Figure 6 Valvuloplasty according to Sottiurai, modified by Perrin. With permission from Maleti O, Lugli M, Perrin M. Chirurgie dureflux veineux profond. EMC (Elsevier Masson SAS, Paris), Techniques chirurgicales e Chirurgie vasculaire, 2009: 43-163.

②血管缝合技术:间断或连续水平褥式缝合往往可引起明显的血管缩窄,现已少用,现在常用的缝合方法是第一针缝合为水平褥式缝合,之后连续缝合,缝合时用镊子轻轻外翻血管壁使达到外翻效果。时刻谨记进针的方向是由血管内向血管外,以防止某些附着于关闭的动脉上的硬化斑块脱落造成的严重后果,连续缝合时一定要拉紧缝线,以减少出血,如果拉紧后仍有渗血,可用手指压迫片刻,也可以拉过附近外膜覆盖固定于出血点来止血。

2. 静脉瓣膜移植术

(1)手术步骤(以腋静脉为例):取腹股沟切口,充分显露股总、股浅及股深静脉,测试股浅静脉最高一对瓣膜功能并证实反流后,于一侧上臂内侧近腋窝处做纵向切口,显露腋静脉和肱静脉(图 7-3-3 A);证实瓣膜功能良好后,取一长约 2 cm 带有瓣膜的静脉段,上肢静脉往往无须重建,近远端分别结扎即可(图 7-3-3 C)。在股深静脉和股浅静脉汇合的下方,取相应的一段股浅静脉(图 7-3-3 D),用 7-0 的无损伤缝线将自体带瓣静脉段移植其间(图 7-3-3 E)。移植静脉段外用最好用人工血管作套袖加强,以免日后移植静脉扩张造成的继发性瓣膜关闭不全。

(2)利与弊:本术式的优点在于在腘窝处插入一个带有完整瓣膜功能的静脉段;但亦有一定缺点,人群中大约 2/5 腋静脉瓣膜是不完整的,无法用于修复;且需要使用一个外包来防止移植段静脉后期的扩张。

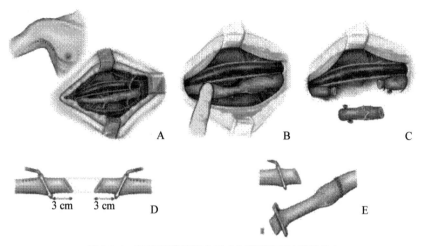

图 7-3-3 静脉瓣膜移植术手术步骤示意图（腋静脉）

Axillary vein transposition. With permission from Maleti O, Lugli M, Perrin M. Chirurgie du reflux veineux profond. EMC (Elsevier Masson SAS, Paris), Techniques chirurgicales e Chirurgievasculaire, 2009: 43−163.

（3）技术要点

①充分显露移植物血管并验证瓣膜功能良好（指压法瓣膜功能试验见上文所述）；

②截取移植物血管时，手法轻柔，勿损伤静脉瓣膜，取下离静脉段后应浸泡在营养液中，防止内皮细胞变性、脱落；

③血管缝合技术（同上）。

（二）静脉外手术

从 20 世纪 80 年代开始，国内外许多学者提出了多种静脉外修复方法，经过血管外科前辈们的探索，尤其是在血管镜辅助下股静脉瓣膜腔外修复术的出现，开创了静脉外手术的新里程。此法以手术方式简便、创伤小、并发症少以及术后疗效满意的优点被医师和患者广泛接受。常用术式有以下 3 种：

1. 股静脉外瓣膜修复成形术

（1）手术步骤：常规方法解剖充分显露股总静脉、股静脉、股深静脉和大隐静脉，可见股浅静脉第一对瓣膜处有竹节状外观，找到股浅静脉第一对瓣膜，游离出股浅静脉长约 2 cm，轻度刺激股浅静脉使之痉挛，管径缩小约 1/3。用 7-0 双针无损伤血管缝线在瓣环最低点下方约 2 mm 处，自静脉后壁开始，沿静脉壁两侧缝至前壁，然后结扎缝线，使第一对瓣膜远端的股浅静脉保持痉挛时的口径；也可以利用曲张大隐静脉主干或人工织物，剪成宽 3 ～ 5 mm 的静脉片包绕于瓣窦下，通过前后左右数针缝线使之与静脉壁固定。若股静脉第一对瓣膜中重度功能不全,或经过静脉外修复效果不确切时,可同时进行股静脉第二对静脉瓣膜修复术。一般第二对瓣膜在第一对瓣膜以远 4 ~ 5 cm 处。

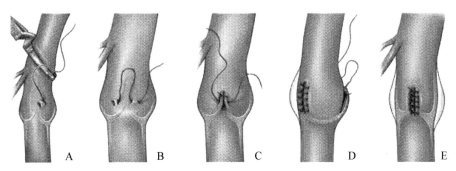

图 7-3-4 股静脉外瓣膜修复成形术

（2）利与弊:本术式的优点为无需切开静脉也可以达到瓣膜修复的目的。但修复瓣膜精准度较差,容易产生人为的误差,造成不确定的后果;另外瓣膜组织形态的修补或多或少减少了其抗反流功能。

（3）操作要点

①充分显露股总、股深、股浅静脉,术中验证该瓣膜功能不全(已述),必要时借助术中影像资料。

②环绕静脉的松紧度要适宜,避免过紧或过松,防止手术无效或术后血管狭窄。

③血管外缝合技术(已述)。

2. 静脉瓣膜转流术

（1）手术步骤:①股浅 - 股深静脉转流术:常规方法解剖充分显露股总静脉、股静脉、股深静脉和大隐静脉(图 7-3-5A),术中再次检测股深静脉瓣膜功能,当股深静脉瓣膜关闭功能正常时,可以在瓣膜远端切断股深静脉,远侧结扎,近侧与股浅静脉做端 - 端吻合。如果股深静脉近侧有 2 个功能良好的瓣膜,瓣膜间的距离允许吻合时,可选择股浅静脉端 - 股深静脉侧吻合(图 7-3-5 B ～ D)。②股浅 - 大隐静脉转流术:当股深静脉瓣膜关闭不全,而大隐静脉具有正常瓣膜时,股浅静脉远侧截端可与大隐静脉做端 - 端吻合。如果大隐静脉近侧有 2 个瓣膜相邻存在时,可以选择股浅静脉 - 大隐静脉端侧吻合。

（2）利与弊:本术式的优点在于手术容易实施,且不直接在瓣膜组织上进行手术操作。但缺点是改变了解剖关系,股深静脉瓣膜或大隐静脉瓣膜功能不全常常与股浅静脉瓣膜功能不全相伴随;由于股深静脉瓣膜的不同结构可能导致随后的扩张和反流。

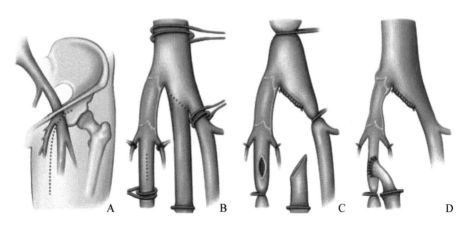

图 7-3-5　股静脉转流术手术操作示意图

（3）手术要点

①根据术前评估,充分显露操作所需血管,验证静脉的瓣膜功能(如指压试验),并将问题静脉瓣膜所属的静脉系统主干转移到正常静脉瓣膜以下。

②注意同时结扎尺寸不匹配的分支血管,否则单纯的静脉移位效果不佳。

③血管缝合技术。

3. 半腱肌 - 二头肌腱襻成形术

（1）手术步骤:患者取健侧侧卧,于腘窝处做一 "S" 形切口,或于腘窝内外两侧各做一纵向切口,显露胫神经、腓总神经和腘动静脉,腘动、静脉间只能游离 1 cm 间隙,以免肌襻形成后上下移动。解剖股二头肌和半腱肌肌腱,并于各自起点处切断,将两肌腱断端作重叠 1 cm 缝合形成 "U" 型肌襻,置于胫神经和腓总神经深面、腘动、静脉之间(图 7-3-6)。

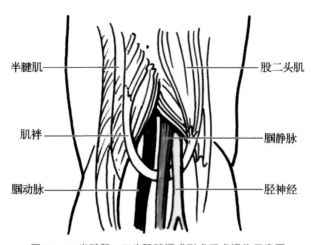

图 7-3-6　半腱肌 - 二头肌腱襻成形术手术操作示意图

（2）利与弊：本术式的优点在于手术容易实施且无须切开静脉进行操作，缺点是存在缩小静脉腔的潜在风险。

（3）操作要点：切口要适宜，充分显露操作部位，勿伤及动脉、神经；形成"U"型肌袢时松紧及放置位置要适宜。

四、深静脉手术术后的问题及预防

1. 术后发生静脉血栓形成

静脉血栓形成是深静脉手术后最主要并发症，其原因，一是静脉内瓣膜修复过程中术中损伤了静脉内皮细胞；其次是静脉壁外包裹环缩或戴戒术中，缩窄过度大致管腔狭窄而诱发血栓形成。

预防措施：①术中仔细操作：静脉壁缝合或静脉吻合时精细操作；缩窄静脉管腔时应注意不要超过 50%。②术后常规抗凝治疗：建议用肝素 6 250 U（50 mg）皮下注射，每日 2 次。抬高患肢，多作患肢主动活动，促进血液回流。

2. 手术无效

患者存在手术无效的情况。其原因：一是修复瓣膜不准确致瓣叶未被修复；其二是对静脉壁上的瓣膜线观察不清，以致修复时未能准确缝合。预防措施主要是充分显露操作静脉，在做缝合前后，反复检查瓣膜位置，缝合时，精细操作。

（杨　涛　郝　斌）

第八章　下肢静脉曲张的微创治疗

第一节　回顾与进展

近年来,随着国内外学者对下肢慢性静脉功能不全的深入研究,尤其是对深静脉瓣膜功能不全的认识,使下肢浅静脉曲张的传统概念发生根本的转变。下肢浅静脉曲张已不再被认为是一个独立的疾病,而是一种可由多种不同病因引起的共同临床表现。虽然大隐静脉曲张很少威胁到肢体存活或者患者的生命,但其缓慢发展、病程漫长、逐渐加重、治疗困难等特征,常常使患者丧失劳动和活动能力。同时由于该病发病率高,消耗大量的医疗资源。因此,对下肢大隐静脉曲张的治疗研究越来越受到关注和重视。

近 20 年来,越来越多的微创技术逐步应用于下肢静脉曲张的治疗,治疗理念、方法与技术等都有了显著进步,朝着更有效、更微创的方向发展,治疗成功率不断提高,并发症发生率有所下降。研究表明,微创临床治疗效果与传统手术相当,有些方法的应用甚至改变了静脉曲张治疗的一些传统观点。EVLT 治疗静脉曲张不需要剥脱主干,腔内操作即可完成,将损伤降低到最低,术后对患肢采取及时、有效、持续、适当的压迫是治疗成功的关键。EVLT 较常规手术创伤明显减少,手术时间及住院时间缩短,开展门诊手术的发展空间较大。微波血管腔内治疗的微波组织热凝固效应与其他能源加热方式相比,具有热效率高、升温快、组织受热均匀、热穿透性适度、短时炭化不明显、热凝固范围易调控等特点,热凝固后不易形成移动性血栓。所以,术后血管再通之可能性极小,安全性较高,且此法麻醉简单、手术简捷、手术费时少、术中出血少、住院时间短、效果确切、恢复快,术后创口美观无瘢痕,无严重并发症发生。相对而言,微波手术治疗仪价格经济,一般基层医院易于推广。RAF 通过小切口及穿刺进行,具有手术操作简单、创伤小、切口少而小且美观、住院时间短、康复快等优点,避免了传统术式血管床损伤较大、切口大而多、术后痛苦明显、卧床时间长、并发症发生率高等不足,也避免了 EVLT 术后静脉再通率高的不足。透光直视旋切术(trasilluminated powered phlebectomy, TIPP)可以在近似直视的条件下去除血管,手术彻底几乎没有曲张静脉残留,术中失血少,手术时间短,术后愈合好,降低了复发率。只要掌握正确的操作方法,重视各个环节的处理,TIPP 是值得推广的。腔镜筋膜下交通静脉离断术(subfascial endoscopic perforator surgery, SEPS)是利用腔镜技术,小切口置入光源及超声刀,对所有大小交通支均可离断,出血少,视野清晰,手术简便易行。硬化剂注射治疗具有简单、易行、经济、美观、可重复操作等特点,在临床上广泛应用。近年来泡沫硬化剂的出现,使得这一传统的治疗方法再次得到重新认识。SEPS 的适应证为下肢静脉曲张伴足靴区色素沉着、皮炎及溃疡病变,深静脉血栓性疾病为其禁忌证。

总之,随着技术和治疗理念的不断更新,疗效和低复发率不再是唯一的追寻目标,新的治疗方法还力求达到创伤小、恢复快和美容的效果。每种治疗方法各有利弊,最好的方式是根据患者的具体病情选用合理的治疗方法,尽量减少并发症及复发率,多种方法的联合使用是治疗下肢静脉曲张的发展趋势。

(郑月宏 孙宝华)

第二节 静脉腔内治疗术

一、静脉腔内激光闭合术

(一)治疗原理

EVLT 应用 400 μm 或 600 μm 裸头光纤或头端带保护的光纤对靶静脉释放能量,使静脉腔内血液沸腾产生蒸汽泡,蒸汽泡的容积及激光热量传导,对静脉内皮造成损失,并引起炎症反应,导致血栓形成使静脉管腔闭合并最终纤维化。目前静脉腔内激光闭合术应用多种不同波长的激光对曲张静脉内皮造成损伤,包括 810 nm、940 nm、980 nm、1 064 nm、1 319 nm、1 320 nm、1 470 nm 等波长的激光。同时许多关于血液光学性能的研究显示不同波长具有不同的吸收特性:① 810 nm 波长光束可被血红蛋白特异性吸收;② 940 nm 波长光束为光束对组织的照射与血红蛋白和水的吸收提供了均衡的比值;③ 980 nm 波长光束可被血红蛋白和水特异性吸收;④ 1 319 nm/1 320 nm 波长光束可被水特异性吸收,且可特异性作用于静脉壁内的胶原蛋白;⑤ 1 470 nm 波长光束特征为水对该光束的吸收系数为对 810 nm 和 980 nm 波长光束吸收系数的 40 倍。

Proebstle 等于 2005 年首先比较了应用 940 nm 和 1 320 nm 波长激光的治疗效果,得出的结论是两组治疗有效率相近,但应用 1 320 nm 波长激光治疗术后肢体瘀斑和疼痛的发生率显著降低。另一项研究比较了 810 nm 和 980 nm 波长激光治疗的结果,显示两组波长治疗的成功率无显著性差异,但 980 nm 波长组术后疼痛程度较轻,周围组织损伤发生率较低。Mackey 等进行的研究比较了 810 nm 和 1 320 nm 波长激光治疗术后 3 d 随访的结果,显示 1 320 nm 波长激光治疗术后的疼痛及组织损伤发生率较低。这些研究表明,各种波长激光治疗的有效性相近,但波长较长的激光治疗术后疼痛及组织损伤的发生率较低。同时研究发现线性能量密度 LEED（J/cm^2）也是决定隐静脉闭合率和并发症发生率的重要因素之一。闭合率的高低及术后并发症的产生均与 LEED 大小有关。因此,有人提出使用环形激光和较低的 LEED 进行 EVLT 治疗时可以减少并发症的发生。

（二）适应证与禁忌证

适应证:单纯性下肢静脉曲张,包括大（小）隐静脉曲张、属支静脉曲张;下肢静脉曲张伴深静脉瓣膜功能不全,但深静脉通畅,无血栓形成;单纯性下肢静脉团块或浅表静脉瘤。

禁忌证:深静脉回流障碍,手术区感染,下肢动脉闭塞症,妊娠期及合并严重心、脑、肝、肾等基础疾病无法耐受手术治疗,手术有诱发或加重身体其他部位疾病者。

（三）围术期处理措施

1. 病情评估

术前仔细询问病史及体检,按 CEAP 分级评估病情,完善术前常规检查,排除手术禁忌证。完善下肢静脉 B 超检查,明确有无双大隐静脉及排除深静脉血栓等回流障碍,且 B 超定位穿通支部位并标记,必要时行下肢静脉逆行造影。

2. 标记部位

术前手术部位备皮,在站立位利用不褪色标记笔标记曲张静脉,应避免遗漏,在存在静脉瘤等部位应做特别标记。

3. 器材准备

裸头光纤、超滑导丝、带刻度标记的导管、穿刺鞘等术中耗材,弹力绷带、循序减压弹力袜等。术前检查激光发生系统是否正常工作,并检查激光能量有无衰减。

4. 术后处理

术后需采用弹力绷带均匀包扎下肢,取合适压力,弹力袜内应垫纱布,纱布需均匀展开。弹力绷带包扎 24 h 后即应松开,检查穿刺部位是否存在水泡等,依据具体情况决定更换循序减压弹力袜或重新弹力绷带包扎。术后应早期活动。

（四）手术步骤

1. 手术前期操作

充分消毒手术区域后，利用 18G 穿刺针或小切口远端静脉入路，将穿刺血管鞘置入大隐静脉。测量静脉穿刺点到隐股交界处的距离（可利用术前准备的光纤）。移除鞘芯，经鞘置入 0.035 in（0.088 9 cm）导丝，轻柔操作将导丝输送至隐股交界处，撤除穿刺鞘，经导丝导入长鞘（长度依据静脉穿刺点至隐股交界处距离选择，常用 45 cm），将长鞘头端定位隐股交界处。撤除导丝，经导管引入 600 μm 光纤至导管头端，光纤另一端连接激光发射器。打开瞄准装置，肉眼可见腹股沟韧带下方皮下光纤顶端发光，微调光纤头端于隐股交界下方 2 cm，后撤导管 2 cm，保证光纤头端显露于导管外，此时固定光纤及导管的相对位置，于静脉主干走行方向于静脉周围注射麻痹肿胀液。

依次对局部曲张静脉采用 18G 穿刺针穿刺，并不需要保证穿刺到血管腔内，可以穿透曲张静脉，撤除鞘芯，经穿刺鞘引入光纤，回撤穿刺鞘 1 cm，依据局部组织情况，选定激光能量输出功率 12 ～ 14 W，踩脚踏板同时同步回撤穿刺鞘与光纤，回撤速度为 0.5 cm/s，光纤头端距离穿刺点 1 cm 即停止踩脚踏板，撤除穿刺鞘及光纤，穿刺点局部纱布压迫止血。

2. 手术后期操作

选择激光能量输出模式。目前许多学者将焦点集中在根据每厘米释放的焦耳数来决定 EVLT 术中释放的能量总量和回撤速度，在文献中将其称为"线性静脉内能量密度"，目前最常用的能量密度为 50 ～ 80 J/cm^2。功率的具体选择需依据具体情况调整，激光光纤初始回撤速度多定为 3 mm/s，或光纤回撤速度为每 3 ～ 5 秒回撤 1 cm。另一种方法是通过术中观察激光能量发生器实时能量数字显示和长鞘表面刻度标记以持续进行回撤操作，此种方法更能够使病变静脉接受的治疗能量保持一致，因为它能保证每个病例释放的能量总量相同，而和功率无关。

选择激光能量输出形式后，再次确认光纤头端位置正确，将激光发生系统由备用模式调至预备模式，通过踩脚踏板释放能量。术者依据具体情况决定回撤速度，需保持光纤和长鞘同步自静脉内持续性回撤。当光纤头端撤至穿刺点以上 1 ～ 3 cm 时停止踩脚踏板，以避免导致皮肤烧伤和穿刺点附近的组织损伤。移除光纤和长鞘后，穿刺点纱布加压止血。

3. 特殊情况的操作

对于不同病变的处理策略有所不同：①局部静脉瘤：同样采用 18G 穿刺针穿刺，需确保穿刺入静脉腔内，即退出鞘芯时穿刺鞘可见静脉血外溢。操作与局部曲张静脉的处理相同,其区别在于激光能量输出范围选择在 14～16 W(功率为波长980 nm 以下机器设定),光纤头端在静脉瘤内多方向转动,缓慢回撤光纤,尽量损伤静脉瘤内皮。②成团曲张静脉:采用多根 18G 穿刺针多点交叉穿刺,同样不需要确保穿刺到血管腔内,依次撤除各鞘芯后,导入光纤后激发激光,破坏成团曲张静脉的血管壁及内皮,激光能量输出功率范围为 12～14 W,光纤回撤速度 0.5 cm/s。③穿通支:对术前 B 超定位的穿通支采取多根 18G 穿刺针多点扇形穿刺,保证均通过穿通支部位,依次撤除各鞘芯后,导入光纤后激发激光,破坏穿通支,激光能量输出功率范围为 12 W,光纤回撤速度 0.5 cm/s。

(五)术中疑难问题的处置

1. 入路选择

选取合适的静脉入路是保证治疗成功的基础。多数时候我们能从内踝前方成功穿刺远端静脉,或者辅助小切口保证入路。但内踝前方穿刺困难或即使穿刺成功,但相当多病例在导丝导入至隐股交界处颇为困难。此时,可以选择在腹股沟韧带下方横切口显露大隐静脉,穿刺大隐静脉向下导入导丝至远方来完成治疗;也可以在小腿内侧膝关节下方横切口显露大隐静脉,同时向近端及远端利用激光闭合大隐静脉。

2. 能量输出

近年来随着 EVLT 的发展,术中对激光的应用出现了多种不同的操作方式,主要与光纤回撤速度和能量输出功率有关。早期激光系统能量输出功率范围在1～15 W,当时的术者主张应用相对较高的治疗范围,设置输出功率为 14～15 W。根据既往发布的数据,何为最适当的功率数值,各家观点不同。一些学者建议应用 10～20 W 功率治疗,另一些学者则认为应当根据靶静脉的直径来设置功率大小。2004 年 Timperman 等从新的角度改进了治疗方法,他们根据每厘米靶静脉计算输出能量,发现输出能量与治疗效果直接相关,靶静脉治疗有效组的平均输出能量为(63.4 ± 26.6)J/cm^2,而治疗无效组的平均输出能量为(46.6 ± 13.8)J/cm^2,而应用 80 J/cm^2 或更高的输出能量治疗靶静脉未出现无效病例,进一步证实了上述结论。Timperman 后来的一项研究显示,应用平均(95 ± 16)J/cm^2 的释放能量治疗靶静脉,术后 9 个月随访时治疗成功率为 91%。故目前最常用的能量密度为50～80 J/cm^2。

3. 合并溃疡的曲张静脉处理

对合并溃疡的下肢静脉曲张的处理比较棘手。手术前溃疡处需采用碘附纱布包扎,在完成所有主干及分支的激光闭合术后,对溃疡处清创,然后采用多点交叉穿刺激光热处理溃疡深层的组织结构。

（六）典型病例

【例1】男，57岁。因自诉左下肢青筋暴露1年入院。术前评估：C2级，下肢B超检查示深静脉通畅。患者要求微创治疗，建议予EVLT术，术中经内踝前方穿刺大隐静脉。术后随访4周，静脉曲张消失，手术前后患肢比较见图8-2-1。

【例2】患者男，65岁。因自诉左下肢青筋暴露12年入院。术前评估：C4级，下肢B超检查示深静脉通畅。建议予EVLT术，术中经内踝前方穿刺大隐静脉。术后随访6周，静脉曲张消失，色素沉着减退，手术前后患肢比较见图8-2-2。

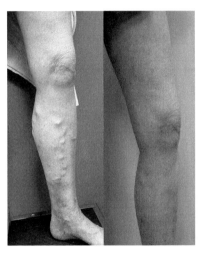
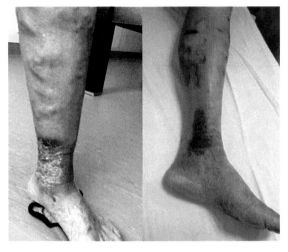

| 术前 | 术后 | 术前 | 术后6周 |

图8-2-1　静脉腔内激光闭合术手术前后对比

图8-2-2　静脉腔内激光闭合术手术前后色素沉着对比

【例3】患者男，68岁。因自诉左下肢青筋暴露20年入院。术前评估：C6级，下肢B超检查示深静脉通畅。建议予EVLT术，术中经内踝前方穿刺大隐静脉。术后随访6周，静脉曲张消失，溃疡愈合，手术前后患肢比较见图8-2-3、图8-2-4、图8-2-5。

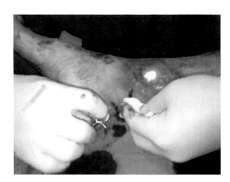

图 8-2-3　溃疡术中处理

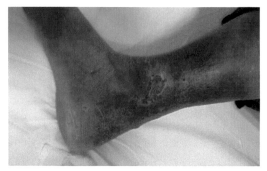

图 8-2-4　术后 3 周

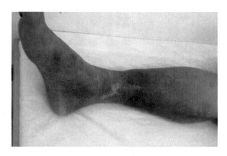

图 8-2-5　术后 6 周

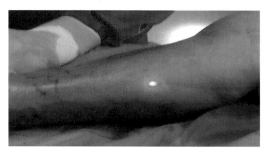

图 8-2-6　静脉腔内激光闭合术中处理静脉主干 (静脉见闭合)

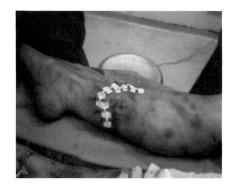

图 8-2-7　静脉曲张激光闭合术中穿通支处理的穿刺示意

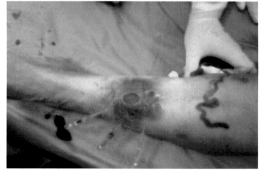

图 8-2-8　静脉曲张激光闭合术中溃疡的穿刺处理

二、微波血管腔内治疗术

（一）治疗原理

微波血管腔内治疗术（endovenous microwave therapy, EMT）是针对下肢静脉曲张性疾病中的浅静脉系统病变、穿通支静脉系统病变、静脉性溃疡而设计的微创血管腔内治疗方法，国内由王小平等率先应用。

微波是一种电磁波，可以借助特制的微波辐射器呈同心圆状发射微波能量，将整条大（小）隐静脉、曲张静脉、功能不全的穿通支静脉瞬间凝固闭合。通过阻断异常瘀血的下肢浅表静脉及穿通支反流，促进下肢深静脉血流返回心脏；达到不结扎、不剥脱大（小）隐静脉及属支静脉，最终治愈下肢静脉曲张性疾病之目的。此法利用微波对组织热凝固效应，将微波辐射器直接作用于静脉腔及血管壁，实现瞬间（数秒内）产生具有一定穿透性的高温将组织凝固，继而使血管逐渐纤维化，最终完全闭锁。

微波凝固属于内源性加热，微波组织热凝固效应与其他能源加热方式相比，具有热效率高、升温快、组织受热均匀，热穿透性适度，短时炭化不明显，热凝固范围易调控等特点，热凝固后不易形成移动性血栓。微波凝固后，一是直接热凝固致血管闭锁；二是热效应使血管内皮细胞及内膜广泛损伤，诱导静脉全程血栓形成，继而血管纤维化使血管闭锁。所以，术后血管再通之可能性极小，安全性较高。在彩超引导下，针对主要由于交通静脉功能不全导致的小腿溃疡实施穿通支静脉闭合治疗，其优势在于手术操作简捷、精准，效果确切，并且不受溃疡及其周围皮肤感染的限制。

（二）适应证

EMT 治疗适应证原则与传统手术一致，但尤其适用于直径较粗、弯曲成团的曲张静脉或伴有小腿溃疡、皮肤感染的患者。具体适应证：大（小）隐静脉曲张；原发性下肢静脉功能不全伴有交通静脉功能不全，表现为大（小）隐静脉曲张伴小腿营养障碍表现者；下肢静脉曲张性溃疡（溃疡同时伴周围皮肤感染者同样适应）；复发性下肢静脉曲张。

禁忌证：妊娠期；患全身急性感染性疾病；合并有严重心、脑、肝、肾、造血系统和内分泌系统等原发性疾病；精神疾病患者；近期 DVT 静脉不通畅者；行走严重障碍者。

（三）围术期处理措施

1. 充分评估病情
详细询问病史，在施行手术前应掌握患者症状、体征，完善相关检查，排除手术禁忌证。术前明确下肢深静脉通畅情况至关重要,是否存在下肢深静脉瓣膜的功能不全、下肢深静脉反流的程度,可通过一些临床试验来评估深静脉功能。如Trendelenburg 试验了解大隐静脉瓣膜及大隐静脉与深静脉间交通支瓣膜功能;Pratt 试验交通静脉瓣膜功能;Perthes 试验了解深静脉通畅与否;借助肢体应变容积描记检测可检查深静脉通畅的程度;借助肢体光电容积描记检测、动态静脉压测定对静脉瓣膜功能、静脉自身弹性、管壁状况等加以评价。

2. 完善相关检查

彩色多普勒超声血管检查是静脉曲张术前常规检查,有条件的医疗机构应行静脉造影进一步评估病情。同时应完善三大常规、肝肾功能、凝血功能等术前常规实验室检查。

3. 常规术前准备

术前禁食禁水,做好皮肤的清洁工作。手术野准备区域上平至肚脐,下至足趾,包括整个患侧下肢。并在术前 1 天用亚甲蓝或记号笔画出静脉曲张的行径,尽可能标记出静脉系统的病变部位。对于大隐静脉曲张并发小腿溃疡、有下肢肿胀者,应予卧床休息,患肢抬高 20° ～ 30°,用金黄膏或 3% 硼酸溶液湿敷,保持创面清洁,同时做创面细菌培养及抗生素敏感试验,或配合清热解毒、去腐生肌中药外用,以利于创面愈合。

4. 术后处理

按照下肢静脉曲张微创治疗术后常规管理措施。

(四)手术步骤

EMT 麻醉可以选择椎管内麻醉、静脉麻醉、针刺复合麻醉及局部麻醉。设备准备:国产 2 450 MHz 微波手术治疗仪(功率 0 ～ 100 W),彩超;或兼带彩色超声诊断仪的静脉曲张专用微波治疗仪;带有激光光标导向系统、水循环冷却系统、激光光标指示器的微波消融针,穿刺套管针等。

1. 大(小)隐静脉 EMT

(1)大(小)隐静脉主干闭合:于患肢腹股沟股隐静脉汇合处行 1 ～ 2 cm 切口(腹股沟部法);或踝部用套管针穿刺大隐静脉(踝部法)。高位结扎大(小)隐静脉近心端,五个属支不结扎,用长式血管腔内微波辐射器(此辐射器头端内置激光发光源可指示方向位置)探头从股隐静脉起始处下方 2 cm 插入大隐静脉直至踝部;若一次无法插入,则用套管针穿刺,从踝部大隐静脉向近心端插入,可以将微波血管腔内辐射器上插入股隐静脉起始部下方 2 cm 处。继之根据患肢静脉内径宽度、患者体型胖瘦选择合适的微波发射功率(70 W)与凝固时间(5 ～ 10 s),脚踏开关控制,间断发射微波能量,将主段大隐静脉逐段逐次凝固封闭,微波辐射器探头以每处 1 ～ 2 cm 距离缓慢后退,同时用手沿大隐静脉走行适当压迫,使静脉管腔容易闭合。如患肢皮下脂肪较薄,大隐静脉浅表显露明显,为了避免皮肤灼伤,可以采取血管浅层皮下注射 0.9% 氯化钠溶液的方法加以隔离保护。有条件时,应采用彩超引导下实施腔内微创手术。

(2)曲张静脉闭合:沿术前标记好的曲张静脉走行,用特制的微波辐射器短针,多点经皮穿刺入静脉腔内,设定微波功率为 30W,每处微波发射 1 ～ 2 s,快速退出。将已经标记好的曲张静脉逐一凝固闭合。

2. 超声引导下交通静脉 EMT

伴有下肢穿通支静脉功能不全的 EMT 治疗方法也分为两个步骤,首先行大(小)隐静脉主干闭合(同前法),第二步行病变穿通支、交通支静脉闭合。具体步骤:在彩超引导下操作,微波辐射针经浅表曲张静脉处或在溃疡周围经较为正常的皮肤处,穿刺进入病变交通支或穿通支静脉腔内,在距深静脉边缘 0.8 ～ 1.0 cm处,以 20 W 功率设置,瞬间释放微波能量,并迅速逐次向浅表方向撤除微波针,在撤除辐射针的同时连续释放微波,同时凝固闭合浅表曲张静脉,彩超即时监视交通支、穿通支静脉闭合状况,见图 8-2-9。

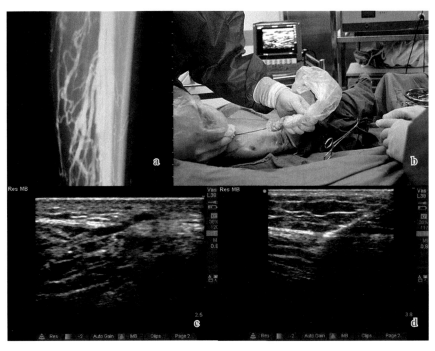

图 8-2-9 下肢穿通支静脉功能不全的静脉曲张 EMT 处理步骤

a 顺行造影显示反流的小腿穿通支静脉;b 超声引导下微波静脉腔内闭合术;c 穿通支静脉微波闭合前超声声像图;d 穿通支静脉微波闭合后超声声像图

（五）术中疑难问题的处置

1. 下肢浅表静脉曲张呈静脉瘤状的处理

由于微波能量的释放呈类球形,功率相对较强,加上特别设计的针形辐射器电极,完全能够消融闭合严重的浅表曲张团或瘤样曲张。但是少数病例,下肢浅表静脉不仅曲张严重,由于还伴有反复发作的静脉炎,表现为曲张静脉紧贴皮肤,或皮肤较薄,热凝固容易烧伤皮肤。此种情况的处理方法:一是采取皮下注射 0.9% 氯化钠溶液隔热方法,然后实施曲张静脉腔内凝固闭合;二是直接采取点状血管剥离,将静脉团解决。

2. 伴有静脉溃疡下肢静脉曲张的处理

临床中,常常发现小腿溃疡周围有静脉反流的穿通支静脉。可以采用在术中彩超引导下,准确找到病变穿通支静脉,用专用微波针从相对正常的皮肤处穿刺,再进入穿通支静脉腔内,在超声显示下瞬间释放微波能量,闭合穿通支。微波针应注意要保持与小腿深静脉 0.8 ～ 1 cm 距离,避免灼伤深静脉。

3. 伴有浅表血栓性静脉炎的处理

伴有浅表血栓性静脉炎的下肢静脉曲张者,应根据患者病情及要求选择不同的处理方法。一是局部直接切除法,将有血栓性静脉炎的静脉血管切除,问题是切口创伤大、有切口感染及迁延愈合的可能;其二为经皮穿刺微波闭合浅表血栓性静脉炎周围曲张静脉的方法,术后应用中药外敷,效果满意,避免了第一种方法的缺点。

4. 其他情况

对存在大(小)隐静脉变异即一条肢体有 2 条大隐静脉时,术前应通过下肢静脉造影加以明确,手术中同时闭合 2 条甚至 3 条大隐静脉。如大隐静脉主干微波辐射器导管无法一次全程贯通,可以采取远、近端大隐静脉两端穿刺"会师"的方法,将全段静脉闭合,必要时,采取静脉切开法,插入静脉导管。

（六）典型病例

【例 1】患者,女,53 岁。因右下肢静脉曲张伴皮肤色素沉着、瘙痒加剧 1 年入院。术前下肢静脉彩超检查示:右侧大隐静脉扩张;右股静脉、股浅静脉、腘静脉氏动作反流时间延长;腓肠肌压迫释放试验阳性;右下肢深静脉功能不全。下肢静脉未见血栓。下肢深静脉顺行造影示:右下肢深静脉回流通畅,浅静脉迂曲扩张,可见小腿中下段部位交通支静脉逆流现象。术前诊断:右大腿、小腿浅静脉曲张,伴交通支异常;临床分期 C4。在连续硬膜外麻醉下实施大隐静脉高位结扎加

EMT。针对穿通支静脉反流，在超声引导下同时实施穿通支静脉闭合术。术后，先穿医用弹力袜，再用弹力绷带加压包扎患肢（1～2周后仅穿医用弹力袜）。腹股沟区沙袋压迫6 h。术后第三天换药，观察手术效果，注意下肢静脉曲张消除与否、是否有遗漏或需硬化剂补充注射治疗。术后第四天患者出院，定期随访。手术前后对比情况见图8-2-10。

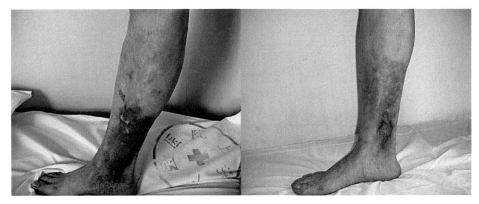

a. 术前   b. 术后 3 个月

图 8-2-10   EMT 术后 3 个月比较

【例2】患者，男，65岁。因右下肢静脉曲张15年，小腿溃疡6个月入院。既往有糖尿病病史。下肢静脉彩超检查示：右侧大隐静脉明显扩张；右股静脉、股浅静脉、腘静脉氏动作反流时间延长；腓肠肌压迫释放试验阳性；右下肢深静脉功能不全；下肢静脉未见血栓。下肢深静脉顺行造影示：右下肢深静脉回流通畅，浅静脉迂曲扩张，可见小腿中下段部位交通支静脉逆流现象。术前诊断：右下肢浅静脉曲张，伴交通支异常；临床分期为C6。根据全面术前评估，术前讨论确定手术及治疗方案：①中医中药外治法治疗小腿溃疡（术前、术后）；②手术：大隐静脉高位结扎＋微波血管腔内闭合术（包括溃疡周围有反流的穿通支静脉闭合术）。

在连续硬膜外麻醉下实施大隐静脉高位结扎＋EMT。针对穿通支静脉反流在超声引导下同时实施溃疡周围穿通支静脉闭合术。术后，溃疡面外敷中药制剂黄连素液，用弹力绷带缠敷患肢。腹股沟区沙袋压迫6 h。术后第三天换药，根据疡面情况，选用小檗碱液、创灼膏或生肌散制剂，每日换药一次。术后14 d，小腿溃疡愈合，患肢术前症状明显缓解，出院。定期随访。图8-2-11。

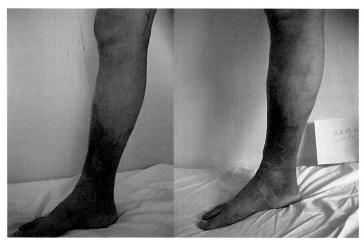

a. 术前	b. 术后

图 8-2-11　EMT 治疗静脉曲张 C6 级手术前后患肢比较

三、静脉腔内射频消融闭合术

（一）治疗原理

腔内射频消融术（endovenous radiofrequency ablation, RFA）是一种新型的治疗下肢静脉曲张的微创治疗方法。近年来，欧美国家广泛开展 RFA，取得了良好的临床疗效，但在国内报道较少。RFA 与静脉腔内激光闭合术类似，它也是腔内热消融技术的一种形式，其治疗原理为：通过射频发生器和专用的电极导管产生热能，造成与发射电极接触的有限范围内的局部组织高热，导致血管内皮损伤、静脉壁胶原纤维收缩直至血管闭合及静脉内血栓形成，并最终纤维化而使静脉管腔闭锁。RFA 闭合系统由计算机自动控制，如组织有凝固或炭化发生，则电阻会迅速增大，温度会立刻降低；如遇血液，电阻则会明显降低，通过增加电阻作用时间来确保治疗效果。如治疗的温度和电阻持续超出主机默认的范围，主机会自动关闭以确保安全。采用 RFA 治疗下肢静脉曲张，可以通过小切口或穿刺进行，在彩超引导下将电极导管顶端送至靶静脉的最高点，然后通过热能烧灼闭合靶静脉。该技术疗效与外科手术方法相当，具有操作简单、微创、美观、住院时间短、康复快等优点。

RFA 技术用于治疗下肢静脉曲张，最早是在 2000 年由 Goldman 报道，当时采用的是 VNUS ClosurePlus 系统。2002 年 RFA 技术被美国 FDA 正式批准用于治疗下肢静脉曲张。VNUS 公司最新的 RFA 技术采用 ClosureFast 系统（如图 8-2-12 所示），以节段性消融为特点，每一治疗周期可以治疗 7 cm 静脉节段。最近，德国

Olympus 公司新推出了一种新型的 RFA 系统 - Celon RFITT 系统（图 8-2-13），该系统采用双极电极，治疗时需要以 1 ～ 1.4 cm/s 速度持续后撤射频导管。

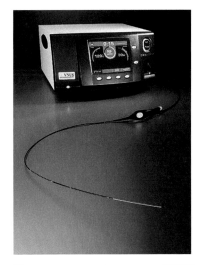

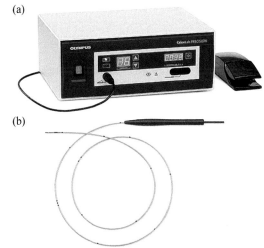

图 8-2-12　VNUS ClosureFast 射频发生器和导管　　图 8-2-13　Olympus Celon RFITT 射频发生器和导管

（二）适应证与禁忌证

1. 适应证

RFA 适应证为下肢浅静脉反流性疾病。主要包括大隐静脉曲张、小隐静脉曲张、属支静脉曲张和穿支静脉功能不全。对于采用节段性 RFA 者，靶静脉长度应超过导管电极长度。

2. 禁忌证

RFA 绝对禁忌证包括：急性浅静脉血栓形成，急性深静脉血栓形成，穿刺部位急性感染以及深静脉阻塞患者的功能性侧支静脉。相对禁忌证包括：卧床不能行动的患者，合并明显外周动脉疾病患者（踝肱指数＜ 0.5），高血栓栓塞风险患者（易栓症和血栓栓塞症病史），妊娠期妇女，下肢严重水肿（对一般治疗反应不佳）无法行下肢静脉彩超检查者，其他无法控制的严重疾病患者。此外，从技术角度出发，静脉扭曲严重以致无法顺利进入导管、靶静脉直径＜ 3 mm 导致穿刺困难或导管无法进入以及靶静脉内存在节段性闭塞者均可作为 RFA 的相对禁忌证。尽管应用心脏起搏器者未被列入禁忌证中，但在对装有起搏器的患者进行射频消融时应格外谨慎，必要时可向患者的心脏病专科医师咨询沟通。

（三）围术期处理措施

1. 术前准备

术前应常规对患者进行病史采集和体格检查,同时应行下肢深静脉彩超检查评估深静脉通畅性及深浅静脉瓣膜功能,必要时行下肢静脉逆行造影,严格把握RFA 治疗适应证和禁忌证。术前常规采用外科标记笔标记靶静脉,最好在超声引导下进行,标记前应常规让患者站立 5 ～ 10 min,建议采用温暖的超声耦合剂,在温暖舒适的环境下进行,以免血管痉挛。术前准备的器械及材料用品包括：21G 穿刺针, 7F 血管鞘,射频发生器,射频导管, 0.025 in（0.062 5 cm）软导丝,双功超声,弹力绷带和循序减压弹力袜等。

2. 术后处理

RFA 术后应即刻采用弹力绷带均匀加压包扎患肢, 24 h 后更换循序减压压力袜,穿至少 1 周；同时患肢伤口应定期清洁换药, 2 周内禁止游泳及泡澡。我们建议术后常规进行皮下注射低分子肝素抗凝治疗以预防静脉血栓栓塞症的发生。建议术后 3 天可行下肢静脉彩超检查有无累及深静脉的血栓形成和评估靶静脉闭合情况,并分别于术后 1 周、2 周、3 月、6 月进行门诊随访。

（四）手术方法

RFA 可在局麻、区域麻醉或全身麻醉下进行。

为保证对靶静脉各静脉段的有效治疗,最好在超声引导下确定手术入路。为避免神经损伤,进行大隐静脉消融术时,可选择膝关节水平或稍上位置穿刺,也有学者选择内踝水平进行穿刺；对于小隐静脉,则建议在小腿中间或偏上位置进行穿刺。穿刺时,让患者处于反 Trendelenburg 体位,超声引导下采用 21G 穿刺针经皮穿刺进入大隐静脉或小隐静脉主干腔内,也可用尖刀片做一小切口。沿穿刺针送入导丝,移除穿刺针,置入 7F 血管鞘。移除导丝,将 7F Closure FAST 导管经鞘送至靶静脉腔内直至其顶点到达隐股交界（大隐静脉）或隐腘交界下方 2 cm 处（小隐静脉）。经超声确定导管顶端位于正确位置后,超声引导下沿靶静脉全程于静脉周围注射肿胀液,使靶静脉周围形成液体层。

患者改为 Trenderlenburg 体位,打开射频发生器,备好射频装置,开始进行射频消融。应用 Closure FAST 系统节段性消融技术时,每 20 s 治疗时间针对性治疗 7 cm 静脉节段,为一个治疗周期。按下导管手柄按钮即可释放射频能量,每 20 s 治疗周期完成,能量自动停止释放。建议治疗起始部位时进行两个 20 s 治疗周期以增加静脉闭合成功率。此外,针对静脉瘤或局部扩张明显的静脉段,可由术者根据经验决定是否进行两个或以上的治疗周期。在每一个 20 s 治疗周期中,能量开始释放后5 s内温度即达到120℃，如果5 s内未达到120℃，该节段静脉应再进行一个20 s治疗周期。射频发生器可以检测整个治疗周期内的所有参数，如果参数未达到有效值会报警提醒术者。完成每个7 cm节段静脉的治疗后，导管回撤到下一个节段，两个节段之间可存在0.5 cm的重叠，以避免遗漏。当导管到达最末端节段时，术者应避免拉出加热元件至鞘内，因为高热可以融化血管鞘。治疗过程中应使用超声探头或手指纵行压迫加热原件，有助于提高靶静脉的闭合率。治疗结束后，行双功超声检查评估靶静脉闭合情况。对于Celon RFITT系统，治疗时需要持续以1～1.4 cm/s速度后撤射频导管。治疗完成后，患肢即刻采用弹力绷带加压包扎。

（五）术中疑难问题的处置

1. 导管进入困难的处理

下肢静脉曲张患者常存在大隐静脉主干局部静脉瘤或严重扭曲，可能造成射频导管无法顺利送达隐股交界位置，此时我们可以将0.025 in（0.063 5 cm）的软导丝置入导管内，在导丝导引下将导管顶端送至目标位置。射频导管送入时应缓慢轻柔操作，以免穿破静脉壁导致皮下血肿，因此熟练的导丝导管技术有助于提高RFA成功率。导管末端送达大隐静脉隐股交界处后，应通过双功超声予以确认，以免误入深静脉造成严重后果。

2. 肿胀液的注射和配制

RFA开始前应在靶静脉周围注射肿胀液，不仅可以起到止痛、止血的作用，同时还可产生压力使静脉壁更贴近导管，并避免或减轻对周围组织的热损伤。肿胀液的理想注射部位在隐筋室，以达到对靶静脉压迫的最佳效果。最好在超声引导下进行，同时应该注入足够的量，使靶静脉周围形成直径约10 mm的液体层，以隔开靶静脉与皮肤的距离。肿胀液标准配比为1%利多卡因肾上腺素注射液50 ml溶于450 ml生理盐水中，并加入8.4%碳酸氢钠溶液5～10 ml。操作时应注意安全用量，建议利多卡因的安全剂量限度为35 mg/kg体重。

（六）并发症预防

由于RFA用于治疗下肢静脉曲张仅有10余年历史，因此相关研究数据较少，潜在的可能并发症包括疼痛、浅静脉炎、深静脉血栓形成、皮肤灼伤、神经损伤、色素沉着及感染等。

1. 疼痛

RFA术后疼痛发生率通常较静脉曲张的其他治疗方法低，而且疼痛程度通常较轻，很少需要镇痛治疗，60%以上会在3天内恢复正常。如患者疼痛主诉较重，可给予非甾体消炎类镇痛药物治疗。

2. 浅静脉炎

RFA 的治疗原理是通过热能损伤静脉内皮,使静脉管腔闭合及血栓形成,并最终纤维化而达到治疗目的,所以术后大多数患者常存在沿靶静脉走行的痛性条索或硬结,其中部分患者可出现靶静脉周围局部充血、水肿和压痛的炎症表现,即为浅静脉炎,发生率约为 8%。RFA 治疗时,将患者处于 Trendelenburg 体位,治疗过程中适度地压迫静脉血管以及术后的加压包扎,均可以减少静脉管腔中血液量,不仅可以增加靶静脉闭合成功率,还可以降低血栓性浅静脉炎的发生率。

3. 深静脉血栓形成(deep vein thrombosis,DVT)

DVT 是 RFA 术后的少见并发症,可发生于小腿段深静脉,也可由近端大隐静脉血栓延伸进入股静脉引起。RFA 治疗时应将导管头端准确定位于隐股交界下方至少 2 cm 处,以避免导管误入股静脉而诱发 DVT。RFA 术后 DVT 的发生率从 0～16% 不等,可能与操作者经验和操作技术有关。对于存在恶性肿瘤、年龄超过 60 岁、既往有 DVT 病史等血栓高危因素的患者,围术期应给予低分子肝素皮下注射抗凝治疗以降低 DVT 发生率。此外,患肢压力治疗和腓肠肌功能锻炼,均可减少 DVT 的发生。

4. 皮肤灼伤

皮肤灼伤是 RFA 术后的早期并发症之一,发生率约为 8%。适度在靶静脉周围注射肿胀液,可以在一定程度上阻断热能传导,有助于减少 RFA 术后皮肤灼伤的发生。

5. 感觉异常

RFA 术后局部感觉异常通常是由于治疗时热能传导损伤伴行神经所致,早期报道的发生率高达 20%。为避免神经损伤,进行大隐静脉 RFA 时,可选择膝关节水平或稍上位置穿刺;对于小隐静脉,则建议在小腿中间或偏上位置进行穿刺。此外,在靶静脉周围适度注射肿胀液,也可显著降低神经损伤发生率。

6. 皮肤色素沉着

皮肤色素沉着是 RFA 术后的晚期并发症之一,发生率从 6%～19% 不等,常在数月内缓慢消退。在靶静脉周围注射肿胀液,并避免采用 RFA 治疗过于表浅的静脉曲张,均有助于减少皮肤色素沉着的发生。

（七）典型病例

患者,女,48 岁。主诉右下肢青筋暴露伴小腿酸胀不适 2 年。临床诊断:右下肢静脉曲张 C2 级。术前下肢静脉 B 超检查:深静脉通畅,隐股交界处大隐静脉瓣膜功能不全。经内踝前方穿刺大隐静脉行 RFA 治疗。术后随访 3 月,静脉曲张消失,手术前后患肢对比见图 8-2-14。

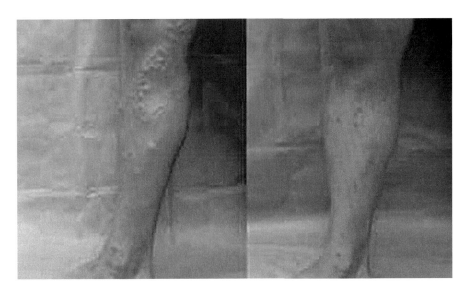

a. 术前　　　　　　　　　　　　　　b. 术后

图 8-2-14　RFA 治疗前后对比

（梅家才　吴海生　王小平　任补元　张　健）

第三节　透光直视旋切术

一、治疗原理

透光直视旋切术（transilluminated powered phlebectomy，TIPP）作为新近发展的一种手术治疗方式，因其具有治疗快速、彻底、微创、适应证广、术后恢复快等优点，被越来越多的应用于下肢静脉曲张的治疗。实施 TIPP 手术采用 Smith-Nephew Trivex 浅表静脉曲张动力去除系统（图 8-3-1），主要部件为冷光源及旋切刀（图 8-3-2），术中使用冷光源进入皮下浅筋膜层，灌注肿胀液，扩大组织空间，通过皮肤透光使得迂曲浅静脉直接显示，在透光直视下，利用高速旋转的旋切刀准确旋切目标曲张浅静脉（图 8-3-3），将旋切碎的血管及组织经负压吸引器吸除，从而到达治疗的目的。

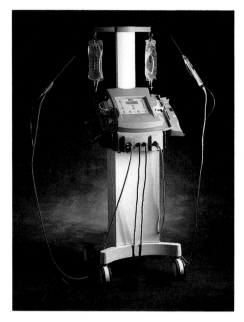

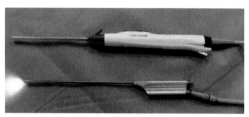

图 8-3-2　旋切刀及冷光源

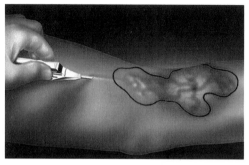

图 8-3-1　Smith-Nephew 二代 Trivex 系统

图 8-3-3　冷光源透光旋切原理

二、适应证

虽然 TIPP 手术在临床已得到广泛的应用并得到国内外专家的认可,但目前国内尚缺乏统一的临床诊疗共识。

上海中山医院符伟国等首先报道此项手术国内应用结果,认为 Trivex 微创旋切术适应证较为广泛,可适用于深静脉通畅的全部曲张静脉病例。因此,即使下肢浅静脉曲张伴小腿色素沉着、湿疹样皮炎、溃疡、出血但无下肢肿胀病史,结合静脉无创或有创检查显示深静脉通畅者都可选用该术式。

三、围术期处理措施

1. 术前完善辅助检查

术前按手术常规行血常规、凝血常规、生化、心电图、X 线胸片等检查,评估患者手术耐受能力。根据医院技术条件选择下肢深静脉彩超检查、下肢静脉顺逆行静脉造影等检查,评估下肢深静脉通畅程度、有无畸形、瓣膜功能等情况。

2. 控制局部感染

对于有慢性静脉溃疡的患者,取创面分泌物行细菌培养及药敏试验,选择适宜抗生素,局部加强换药,待感染控制且肉芽组织新鲜后,可制定手术计划;对存在血栓性静脉炎的患者,术前可给予活血化瘀等药物治疗,病情稳定后实施手术。

3. 患者知情同意

因 TIPP 虽为微创技术，但仍有一定手术风险，故术前务必做好患者知情同意方面的工作，告知患者及家属手术方式、手术体位、麻醉方式、手术时间、手术风险、术后注意事项等情况。

4. 手术前常规准备工作

手术部位的备皮和病变部位的标识。患者站立位时标记曲张静脉位置、走形及范围，初步选取手术切口。

四、手术步骤

1. 设备与器械

Trivex 浅表静脉曲张动力去除系统（包括冷光源照明棒、旋切刀等）；大隐静脉剥脱专用器械包，负压吸引器；肿胀液（0.9% 氯化钠溶液 1 000 ml+ 肾上腺素 1 ml+5% 碳酸氢钠溶液 114 ml），冲洗用 0.9% 氯化钠溶液；弹力绷带。

2. 麻醉方法

常规选择腰麻、硬膜外麻醉或腰硬联合麻醉，如患者较为紧张或者有腰部疾病，可选择气管插管全麻。

3. 常规行大隐静脉高位结扎及剥脱术

于腹股沟韧带下、股动脉内侧卵圆窝处取 2 ～ 4 cm 斜切口，找到大隐静脉，离断结扎分支，大隐静脉主干的近端结扎 + 缝扎。经内踝前侧或以上处找到大隐静脉远心端，仔细分离血管周围神经及其他组织，离断后远心端确切结扎，剥脱器顺行插入大隐静脉主干并剥脱。用肿胀液灌注创腔，3 ～ 5 min 后挤压吸净肿胀液，必要时再次灌洗或外部加压，直至大隐静脉剥离面无活动性出血为止。

4. 透光直视静脉旋切术

根据术前所标记曲张浅静脉范围合理选择 2 个长约 2 ～ 5 mm 的手术切口，一个切口插入已连接好冷光源及肿胀液的照明棒，刺入皮下层，显示曲张的浅静脉，在拟旋切的区域适当注入肿胀液；沿另一切口或内踝切口于皮下置入连接好负压吸引器及 0.9% 氯化钠溶液作为冲洗液的旋切刀头。根据曲张静脉情况选择合适的旋切刀规格及转速，通常 300 ～ 500 r/min 即可，也有报道认为可用到 800 ～ 1 000 r/min 甚至更高的转速，但笔者认为旋切刀的转速在满足手术效果的前提下应越低越好，以确保对皮下组织及皮肤损伤较小。在透光直视下，用旋切刀对曲张静脉一边旋切一边吸引，充分切除曲张浅静脉。旋切过程中保持皮肤适度张力，以保证切除的安全性和速度。旋切结束后退出旋切刀头，重新灌注肿胀液，透照手术区，原不显影的曲张静脉消失，或因渗血残留于皮下脂肪层留下浅淡不规则的显影，判断静脉切除完全，结束该区域内操作。术毕应用肿胀液反复冲洗旋切面,血管钳抽出未吸引干净的残留血管,充分挤压出肿胀液、积血及脂肪组织,直至创面无明显活动及出血,可选择性地用尖刀片在剥离区域皮肤刺扎,以便于术后积液引流。缝合腹股沟与内踝处手术切口,旋切切口不予缝合,无菌敷料覆盖,弹力绷带加压包扎患肢。

五、疑难问题的处理

1. 切口的选择

除常规腹股沟及内踝处切开,辅助大隐静脉主干剥除两处手术切口外,根据曲张静脉团块部位及范围选择 2 ~ 4 处小切口,需避开内踝及胫骨内上髁以免影响手术操作。切口需靠近曲张静脉团,不要在曲张静脉表面做切口。对于小腿胫骨前区的曲张静脉团,可在该区域外围成对角线确定 2 个小切口,照明棒或者旋切刀头在切口内操作尽量避开小腿上下两端的骨性隆起。切口为透照孔和手术旋切孔互用,可减少手术切口,发挥该技术切口小而少的优势。

2. 目标血管显示不清

术中冷光源照明棒进入皮下时尽量紧贴真皮层,如果皮下组织层较厚,或进入过深,或灌注肿胀液后组织膨隆不明显,都会导致光源透射范围小且亮度不够,目标血管显示不佳。此时可沿切口突破真皮层后,即向目标区皮下潜行,以高压力灌注肿胀液,可以充分透射显示迂曲血管范围及走行。灌注肿胀液后尽快旋切,避免血管痉挛后显示不清。

3. 掌握正确的旋切策略

在冷光源透光指示下,旋切刀应尽量顺曲张静脉的走行刨削,适当增加皮肤张力,匀速缓慢移动,不宜在同一点上旋切时间过长或反复旋切,以免引起皮肤损伤甚至坏死。对曲张静脉团可适当呈扇形旋切,剥离面不宜过大。另外,不论是照明棒还是旋切刀,均不宜在皮下进行横行操作,以免加大组织损伤。

4. 术中出血的处理

直接旋切直径较粗的曲张静脉、静脉瘤样扩张者、交通静脉支等均易导致出血较多,对于以上情况建议点式剥脱确切结扎,或者直接切开完整显露该段静脉,结扎远近段静脉及与之相通的交通静脉,直接剥除,可以避免不必要的出血。术中一旦出血量过大,可通过加压止血、血管结扎、肿胀液压力灌注等方法来控制。

5. 特殊病情的处理

我们在临床实践中总结认为所有适宜行下肢静脉曲张手术的患者均可考虑选用 TIPP,但是有些特殊病例在应用 TIPP 过程中可以优化手术方式,结合其他治疗手段,灵活搭配,弥补 TIPP 手术的不足。

（1）合并血栓性静脉炎及溃疡者：合并血栓性静脉炎及溃疡者术前应取创面

分泌物行细菌培养及药物敏感性试验,术前术后选择合适的抗生素抗感染治疗,避免术后手术创面的大面积感染。静脉溃疡不宜直接旋切,避免引起感染及皮肤坏死。溃疡周围常有曲张的浅静脉,且因色素沉着、皮肤脂质硬化等因素即使照明棒透视也不易显示,可通过触诊感知曲张的静脉,在手指示下进行旋切,不宜过度旋切以防止皮肤损害;对于大隐静脉及其分支内血栓形成的患者,旋切完毕后要反复冲洗,避免血栓遗留在皮下;针对增大、质地变硬的血管组织,因长期炎症刺激、皮肤真皮层萎缩,高速旋切容易切破皮肤或由于真皮层破坏引起术后皮肤溃疡,术中可采用低速旋切模式(如 300 r/min)破坏静脉血管,对残留的血管、血栓碎片不必强求通过刀头打碎吸除,可以直接在照明棒透射下用血管钳取出。

(2)合并严重色素沉着的病例:因病变区域皮肤颜色深甚至变黑,冷光源照明效果极差,血管显示不能满足临床要求,不可盲目旋切,容易导致大量出血,需要另作相应切口,切除局部曲张静脉或结扎交通静脉。

(3)注射硬化剂治疗后复发的病例:由于局部组织粘连,纤维化较重,肿胀液灌注难以发挥作用,加之血管僵硬,质地较韧,Trivex 旋切刀亦难以发挥作用,需切除局部曲张静脉或结扎交通支静脉,小腿其他部位曲张静脉仍可应用 Trivex 微创旋切。

(4)粗大的曲张静脉团或合并血栓的曲张静脉:在反复旋切过程中,无法完全打碎静脉团,易导致周围侧枝的断裂出血及血管的残留,进而术后形成皮下硬结,此种情况可配合传统的点状剥脱技术予离断结扎,旋切后血管钳取出残留碎片。

六、治疗经验

运用 Trivex 透光直视旋切术治疗下肢静脉曲张,应重视治疗过程的每一个重要环节,做到快速、微创以及减少并发症的发生。

1. 准确标记病变部位

术前应让患者站立或行走,使曲张浅静脉充分显露,通过视诊与触诊在曲张静脉周围作详细标记,避免遗漏。

2. 大隐静脉主干高位结扎处理要点

尽可能处理近端属支,以降低复发率。合并小隐静脉曲张需同时处理小隐静脉主干。对内踝严重色素沉着或有溃疡病例先作交通静脉结扎,对合并静脉炎及感染患者应控制炎症后再考虑手术治疗。

3. 切口选择的要点

术中选择点状切口时,力求达到既满足最大限度地去除曲张静脉组织又能减少切口的数目并方便操作为宜。避免在皮下组织少的区域取切口,以免引起皮肤坏死;旋切刀应顺曲张静脉走行刨削,不宜在皮下横行操作,加大组织损伤;吸引器应保持良好状态,旋切同时尽量将静脉碎片及脂肪组织吸出体外。

4. 较粗大曲张静脉或静脉团的处理

可多次反复旋切,术毕以血管钳将残存的静脉碎片取出,用肿胀液将创腔反复充分冲洗,发挥术后止血等作用,在弹力绷带包扎前将肿胀液完全挤出,以减少皮下血肿的发生。

5. LDVT 的预防

绷带缠压力度应适当,既能压迫止血又不影响下肢静脉回流,要求患者术后6～8 h下床活动,根据病情及患者耐受程度术后1～3 d拆除换药,换药后注意适当调整绷带加压强度,一般来说要比术后第一次加压强度要小,术后2周继续穿用弹力袜进行弹力支持治疗。

一项 Meta 分析表明 TIPP 技术在切口数目、术后美学评分、广泛静脉曲张手术时操作时间上均优于传统静脉切除术,而在疼痛评分、小腿血肿等并发症方面则有增高趋势。综上所述,TIPP 作为一项新的微创技术,治疗下肢静脉曲张具有独特的优势,但不同的治疗机构由于对病例选择、技术操作以及术后并发症处理等方面均存在差异,要发挥其最大作用及减少并发症需要熟练细致操作,在治疗过程中,只要掌握正确的操作方法,重视各环节的处理,合理应用,TriVex 旋切术不失为一种安全有效的治疗静脉曲张的微创技术。

七、典型病例

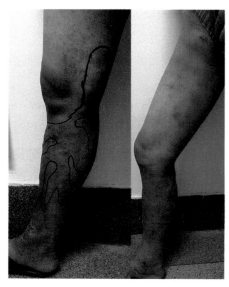

术前　　　　　　术后 14 d

图 8-3-4　右下肢 C4 级静脉曲张行大隐静脉高位结扎加 TIPP 术前后比较

【例1】男,54 岁。因右下肢静脉曲张 12 年余,加重伴足靴区色素沉着 1 年入院。术前下肢深静脉顺行造影示:右下肢深静脉回流通畅,未见血栓及血管狭窄、畸形,浅静脉迂曲扩张,大隐静脉及小腿中下段部位交通支静脉可见明显反流现象。术前诊断:右大腿、小腿浅静脉曲张,交通支异常;临床分期 C4。在腰硬联合麻醉下实施大隐静脉高位结扎加 TIPP 术。针对穿通支静脉反流,术前定位标记,术中分别予以分离结扎。术后弹力绷带加压包扎患肢,腹股沟区沙袋压迫 6 h,2 周后仅穿医用弹力袜。术后 3 d 患者出院,定期随访。术后 2 周可见曲张静脉消失,刀口愈合良好,足靴区色素沉着减轻,无明显皮肤瘀斑。手术前后对比情况见图 8-3-4。

【例2】女，48岁。因右下肢静脉曲张10年入院。术前下肢深静脉顺行造影示：右下肢深静脉回流通畅，未见血栓及血管狭窄、畸形，小腿部浅静脉迂曲扩张，小隐静脉可见明显反流现象，交通支未见明显反流。术前诊断：右小腿浅静脉曲张；临床分期C3级。在腰硬联合麻醉下实施小隐静脉高位结扎加TIPP术。术后弹力绷带加压包扎患肢，腹股沟区沙袋压迫6 h，2周后仅穿医用弹力袜。术后3 d患者出院，定期随访。术后2周随访可见曲张静脉消失，切口愈合良好，术后出现较为明显的皮肤瘀斑。手术前后对比情况见图8-3-5。

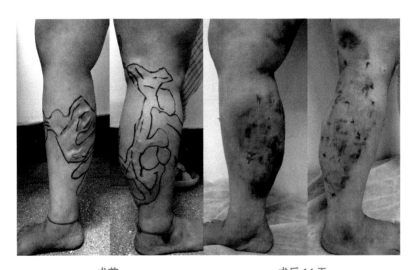

术前　　　　　　　　　　　　　　　术后14天

图8-3-5　右下肢C3级静脉曲张行大隐静脉高位结扎加TIPP术前后比较

（张杰锋　裴长安　孙　波）

第四节　腔镜交通支手术

一、治疗原理

各种原因引起的下肢静脉瓣膜功能不全均可导致静脉压升高。当下肢静脉高压时，深静脉血流会通过功能不全的交通静脉逆流进入浅静脉，进一步加快静脉溃疡的形成速度。在CVI的发展过程中，交通静脉瓣膜功能不全具有重要的作用。在正常的肢体中，交通静脉具有数量不等的瓣膜，允许血液从浅静脉到深静脉系统单向性流动。在浅静脉反流时,通过正常的交通静脉,流向深静脉系统的血流增多,导致静脉高压,深静脉扩张,有可能继发深静脉瓣膜功能不全;另一方面,交通静脉瓣膜功能不全,将导致深静脉系统血液向浅静脉异常逆流,引起小腿静脉瘀血。研究表明,下肢静脉性溃疡发生率在仅有浅静脉反流时为6%,但在伴有交通支静脉功能不全时可上升至30%,在深、浅静脉反流同时存在时,溃疡发生率为33%,但在合并交通支静脉功能不全时可上升至47%。Neglen报道的一组下肢慢性静脉功能不全病例中,临床重度分级者有86%存在深静脉瓣膜功能不全,71%存在浅静脉瓣膜功能不全,而100%都存在着交通静脉瓣膜功能不全。因此,治疗交通静脉瓣膜功能不全已经成为下肢静脉性溃疡的关键环节。阻断交通静脉对加速溃疡的愈合和降低溃疡的发生率都是有效的,而且有助于防止静脉曲张的复发。

下肢静脉较重要的交通支主要分布在小腿中下段内侧,常有3~4支,一般位于小腿内侧距足跟(13.0±1.0)cm、(18.0±1.0)cm和(24.0±1.0)cm这3个相对恒定的平面,且与大隐静脉不直接相通,单纯结扎抽剥大隐静脉无法起到阻断作用。当交通静脉明显扩张时,经皮肤可触及扩张的交通静脉穿达深筋膜的圆形裂孔,结扎交通静脉就可以阻断高压的静脉血由深静脉流向浅静脉的途径,也就阻断了交通静脉导致的局部静脉短路循环,从而促使静脉性溃疡早日愈合。

1938年Linton提出了由于下肢交通静脉瓣膜功能不全导致压力较高的深静脉血逆流入浅静脉,认为这是引起足靴区溃疡形成的重要原因。他主张在整个小腿内侧,沿交通静脉穿出深静脉的位置做纵行切口,切开皮肤和深筋膜,游离皮瓣,彻底显露交通静脉,在深筋膜下予以结扎,即Linton手术。但由于该手术存在创伤较大、并发症较多等问题,随后又出现了改良Linton手术,采用经溃疡旁入路进行溃疡基底部深筋膜下交通静脉结扎术,但也存在导致溃疡面增大、易并发感染的弊端。于是,1985年Hauer首先利用内镜做交通静脉离断术,即腔镜筋膜下交通静脉离断术(subfascial endoscopic perforator surgery,SEPS),手术切口位置较高,很好地避开了溃疡表面,而又能通过器械对溃疡下的交通静脉进行离断,同时由于在内镜下操作,使得离断更加精准、彻底,具有手术时机灵活、疗效确切、创伤小、并发症少及住院时间短等优点。此后随着腔镜技术的不断完善和发展,该手术得到了广泛的应用及改进。1992年O'Donnell首先应用腹腔镜器械做SEPS。1994年Conrad首先采用筋膜下充CO_2技术进行手术。国内开展最早的张强等于1997年报道免驱血腹腔镜技术做SEPS,并于1998年尝试利用超声刀离断交通静脉,其原理为利用电流转换成超声振动,产生低热效能,导致组织变性、凝固从而闭合血管后切割离断。超声刀在低频时凝固作用强,高频时适于切割,其优点在于对周围组织损伤小,也不产生烟雾,从而明显减少了手术的创伤和术后的并发症。

二、适应证

目前对 SEPS 的手术适应证仍有争议:Pierik 等主张 SEPS 的适应证只是严重的慢性静脉功能不全,CEAP 分类 C4 ～ C6 级者;Stuart 等认为 SEPS 应作为下肢静脉曲张常规治疗方法,C2 和 C3 同样具有 SEPS 手术适应证。目前比较得到共识的适应证为:慢性下肢静脉功能不全皮肤脂质硬化;愈合性溃疡或活动性溃疡患者,即 CEAP 分类 C4 ～ C6 级者。此外,美国血管外科学会的临床实践指南和美国静脉论坛的相关指南建议:位于已愈合的溃疡或正处于活动期的溃疡(CEAP 分类 C5 ～ C6 级)下方的交通静脉(血流速度 ≥ 500 ms,管腔直径 ≥ 3.5 mm),需要进行处理(2B 级)。

禁忌证:合并动脉闭塞性病变、感染性溃疡、不能站立、溃疡合并风湿性关节炎或硬皮病、DVT、弥漫性皮肤营养障碍、环形巨大溃疡、严重淋巴水肿、全身情况差者。

三、围术期处理措施

SEPS 围术期处理措施基本与其他静脉曲张微创治疗方法相同,如完善检查、术前准确定位、术后压力治疗及预防 DVT 等。对术前如溃疡面积大、炎症反应重,应及时清创换药,待渗出减少后择期手术,必要时可合理应用抗生素抗感染治疗。

四、手术步骤

全麻或腰硬膜外联合麻醉起效后,患者取头低足高仰卧位,腘窝及小腿垫高后略外展。常规消毒铺巾后,于患肢小腿中上 1/3 胫骨内侧处(胫骨结节远端 10 cm 与胫骨内侧 5 cm 交界处)做长约 1 cm 的纵形切口(图 8-4-1 所示 A),钝性分离皮下组织,切开深筋膜,在深筋膜下向远侧钝性分离出一定空隙,向深筋膜下置入 10 mm 的套针(Trocar)及光源,然后向深筋膜下注入 CO_2 气体建立气腔,并使压力维持 15 ～ 20 mmHg。再于该切口内侧 5 cm 处取另行长 0.5 cm 纵形切口(图 8-4-1 所示 B),钝性分离逐至深筋膜下。于腔镜电视引导下置入另一套针(Trocar)作为主操作孔,置入分离钳,缓慢分离深筋膜下疏松组织,显露交通支静脉,见明显粗大者予以离断,直至分离至内踝(图 8-4-2)。充分止血后,撤除腔镜器械。术后弹性绷带加压包扎。

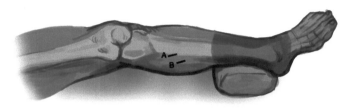

图 8-4-1　腔镜交通支手术切口示意图

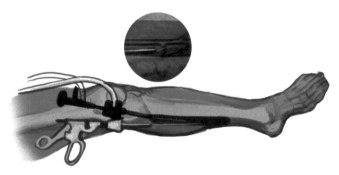

图 8-4-2　腔镜交通支手术操作示意图

五、疑难问题处理

1. 术式的组合选择

如单纯行腔镜筋膜下交通静脉离断术,可于术前于患肢驱血后于大腿根部上止血带,压力为 350 ～ 400 mmHg,可保证术区清晰的视野。合并有浅静脉瓣膜功能不全者,可同期行大隐静脉高位结扎剥脱术,小腿曲张浅静脉行小切口点状剥脱术,或行经皮小腿曲张浅静脉连续环形缝扎术。或采用 EVLT 或 RAF 等微创方法处理。合并严重下肢深静脉瓣膜功能不全者可加行深静脉瓣膜腔内或腔外修复术。对于 C6 级患者如溃疡创面较大,可考虑辅助行植皮治疗。为了建立气腔和易于操作,须将患肢抬高并屈曲膝关节 135°,使手术操作者有足够的空间使用器械。

2. 交通支结扎离断处理

功能不全的下肢交通静脉数目越多、交通静脉扩张的直径越大,静脉性病变的程度就越重,下肢皮肤营养性损害的程度也越严重;而增粗且功能不全的下肢交通静脉也常是下肢静脉曲张复发的原因,并将导致下肢静脉性溃疡愈合困难、不愈合,故手术必须结扎直径≥ 2 mm 的交通静脉。

在交通静脉结扎及离断方式上,自 1998 年以来,文献报道大多使用金属钛夹闭合交通静脉或者单纯进行电凝,一般手术根据交通静脉数量,使用钛夹 2 ～ 10 个不等,但有异物感染的潜在风险,而且在寻找和夹闭多处交通静脉的过程中也增加了皮下气肿及血肿的风险。在狭小的深筋膜腔隙中使用电凝,其热传导易损伤深部组织或神经,产生的烟雾也易影响视野。对于肌间隔疏松的组织应钝性游离,交通支多分布于此,应仔细缓慢分离,以免损伤血管不易止血且模糊视野。当遇有与皮肤垂直方向的阻力时,不要粗暴地分离,以免造成血管断裂,应耐心缓慢地分离暴露。

六、临床应用研究

与传统的交通静脉结扎术比较,SEPS 能够远离溃疡创面对溃疡部位的交通静脉进行结扎与离断,这是其最大的优势。根据德国 Ulm 大学的一项专门研究表明,SEPS 可以改善 60% 肢体血流变学的指标。与传统的交通静脉结扎术相比较,Linton 手术治疗慢性下肢静脉性溃疡的术后溃疡愈合率约为 90%(75% ~ 97%),复发率约为 22%(0 ~ 55%),伤口感染率约为 24%(3% ~ 58%)。1997 年 Pierik MD 等研究显示传统 Linton 术溃疡愈合率为 90%,复发率为 0,伤口感染率约为 53%,浅静脉曲张复发率为 16%,隐神经损伤率约为 11%;单侧肢体手术过程需时 19 ~ 70 min,平均 41 min,术后平均住院天数 7 d(3 ~ 39 d)。2002 年程勇等研究显示改良 Linton 术后溃疡愈合率约为 85.7%,复发率约为 14.3%,伤口感染率约为 42.9%,溃疡愈合时间约为(35.3±5.2)d。2006 年姚凯的研究显示,SEPS 手术溃疡愈合率约为 94.4%,复发率约为 5.6%,术后未发现浅静脉曲张复发及隐神经损伤等并发症,伤口感染率约为 5.6%,手术耗时平均 29 min(15 ~ 40 min),术后住院时间约(9.87±3.9)d,溃疡愈合时间约(22.37±5.33)d。有作者通过对 20 项 SEPS 手术的研究进行荟萃分析,得出的结论:CEAP 分类 C6 级的患者接受 SEPS 手术,术后初始溃疡愈合率接近 90%,复发率只有 13%。SEPS 手术无论是在伤口愈合率、复发率、并发症、手术时间以及住院时间上均优于 Linton 术。

然而,关于 SEPS 的效果也有一些不同的结论。Mahmoud 等对在 1980—2012 年间对下肢慢性静脉性溃疡的 22 项研究、10676 篇文献进行荟萃分析,认为与单纯的传统压力治疗相比,加做 SEPS 并不能提高静脉性溃疡的愈合率,也不能显著降低小腿内侧的大面积溃疡的复发率。

综上所述,SEPS 是治疗下肢慢性静脉功能不全的一种安全有效的方法,其具有操作简便、创伤小、术后并发症少等特点,尤其是交通静脉瓣膜功能不全所致的复发性的静脉曲张具有确切的疗效,而对于促进下肢慢性静脉性溃疡的愈合也是有益的。由于一些争论的存在,我们更应该对该术式进行更全面、深入的研究与探讨。

(李学锋　王清霖　武　欣　曹　娟)

第五节　硬化剂注射治疗

一、治疗原理

硬化剂注射治疗是下肢静脉曲张的微创治疗方法之一,与其他治疗方法相比,硬化注射治疗具有简单、易行、经济、美观、患者痛苦少、可重复操作、无须住院等特点,因此在临床上被广泛应用。

硬化剂注射治疗原理是通过向曲张静脉内注入化学硬化剂,造成静脉内皮甚至管壁损伤而产生炎症反应,使静脉管腔闭合,并进一步纤维化,最终形成纤维条索使静脉腔永久性闭塞,以达到治疗目的,其疗效与静脉曲张的手术治疗相当。硬化注射治疗的临床目标主要为曲张静脉的闭合,慢性静脉功能不全并发症的防治,静脉曲张症状的改善,以及患者生活质量的提高,静脉功能的改善,审美外观的提高等。硬化剂注射治疗既可以单独应用于治疗各种静脉曲张,也可与其他治疗方法联合应用以提高疗效。

根据硬化剂形态不同分为液体硬化注射疗法和泡沫硬化注射疗法,早期硬化剂均为液态硬化剂。泡沫硬化剂最早在 1944 年由 Orbach 提出,他将空气混合入液体硬化剂中,通过空气的作用使静脉管腔内的血液得到最大程度的排空,同时减少血流对硬化剂的冲刷,从而可以更充分地发挥硬化剂对静脉内皮组织的作用,这种技术可使大隐静脉主干闭塞率至少增加 10%。液体硬化剂和泡沫硬化剂由于其各自不同的特点,在治疗不同类型的静脉曲张时疗效有所差异。泡沫硬化剂理论上的优势在于注射后其与静脉内皮接触更充分,适用于网状静脉和直径超过 3 mm 的静脉曲张;液体硬化剂则更适用于 C1 级静脉曲张(包括毛细血管扩张症和网状静脉)。

2000 年 Tessar 公布了他的泡沫制备法,即 Tessari 法:使用两支注射器和一个三通连接器手工制作;后来加入了一个预先与注射器连接的、特制的含"无菌空气"的试剂盒,可进一步保证泡沫硬化剂的真正无菌性,从而使得这项技术更加完善。Tessari 法是目前制备泡沫硬化剂的主要方法,由于其简单实用性,在临床上得到了广泛应用。2003 年 4 月在德国专门召开的欧洲泡沫硬化剂疗法协调会议,专家们认为泡沫硬化剂注射治疗是静脉曲张治疗的有效方法之一,容许有经验的医生应用泡沫硬化剂疗法治疗包括隐静脉干在内的大的静脉曲张。2006 年 4 月德国召开的第二届欧洲泡沫硬化剂疗法协调会议上,与会专家认为泡沫硬化剂已经被广泛用于治疗各种类型的静脉曲张,其安全有效性已经得到世界范围的公认,该方法已经成为静脉曲张治疗的确切选择之一。专家们修订并扩展了他们之前的推荐,同时也关注一些重要的治疗热点问题,如泡沫硬化剂疗法的适应证、液体硬化剂的浓度和用量、相对和绝对禁忌证、穿刺入路的选择以及超声引导下治疗效果的记录等。2012 年 5 月德国静脉协会在美因茨组织召开会议,制定了代表欧洲 23 个静脉协会的针对慢性静脉功能不全的硬化剂治疗指南 2014-CN(2014 年再版),该指南主要聚焦于十四羟基硫酸钠(STS)和聚多卡醇两种硬化剂,进一步对静脉曲张的硬化注射治疗进行了规范。

二、适应证与禁忌证

对于下肢静脉曲张硬化注射治疗的适应证和禁忌证,因不同国家和地区的传统习惯和学术观点差异而有所不同。本书主要依据硬化剂治疗指南 2014-CN。

1. 适应证

硬化剂注射治疗被推荐应用于所有类型的下肢静脉曲张,尤其是隐静脉功能不全、属支静脉、穿支静脉功能不全、网状静脉曲张、毛细血管扩张症、经治疗后残留或复发的静脉曲张、盆腔起源的静脉曲张、下肢溃疡近端的静脉曲张(存在反流)和静脉畸形。

2. 禁忌证

绝对禁忌证包括硬化剂过敏、急性深静脉血栓形成和(或)肺栓塞、硬化注射治疗部位存在感染或严重全身性感染和长期卧床,而症状性的右→左分流(如卵圆孔未闭)则被单独列出作为泡沫类型硬化剂的绝对禁忌证。

相对禁忌证包括妊娠、母乳喂养、严重的外周动脉闭塞性疾病、一般情况差、强过敏体质、高血栓栓塞风险(如存在血栓栓塞症病史,存在严重血栓形成倾向、高凝状态和肿瘤活动期)和急性血栓性浅静脉炎,而既往行泡沫硬化注射治疗后发生偏头痛等神经系统事件则被单独列出作为泡沫硬化注射治疗的相对禁忌证。抗凝治疗不被作为硬化注射治疗的相对禁忌证。

三、围术期处理措施

术前应常规对患者进行病史采集和临床检查,同时应行下肢深静脉彩超检查评估深静脉通畅性及深浅静脉瓣膜功能,严格把握硬化注射治疗适应证和禁忌证。术前准备弹力绷带和循序减压压力袜。尽管过敏性休克罕见,仍需在治疗室内应配备急救药物、心肺复苏设备等,以便处理可能发生的紧急情况。

硬化注射治疗完成后即刻给予弹力绷带加压包扎,24 h 后更换循序减压压力袜,穿 3 ~ 6 周。48 h 内应尽量避免服用阿司匹林、布洛芬等非甾体类消炎药物,同时禁止桑拿、热水浴等。分别于治疗后 1 周、2 周、1 个月、3 个月、6 个月、1

年、2 年进行门诊随访。

四、手术步骤

不同种类和浓度的硬化剂对静脉内皮的作用强弱不一,治疗时应根据病变静脉大小和管径粗细等个体化选择。十四羟基硫酸钠和聚多卡醇是目前常用的两种硬化剂,前者已获美国 FDA 批准,而后者目前尚未获批;国产制剂为聚桂醇注射液。对于直径 0.2～1.0 mm 的毛细血管扩张症,十四羟基硫酸钠的建议治疗浓度为 0.1%～0.3%;对于直径 2.0～4.0 mm 的静脉曲张,STS 的建议治疗浓度为 0.5%～1%;对于直径超过 4.0 mm 的的静脉曲张,STS 的建议治疗浓度为 1.5%～3%。

1. 液体硬化剂注射治疗

常规让患者站立 10～15 min,使静脉充盈,标记各注射点。沿静脉走行选择注射点,一般每隔 2～3 cm 距离标记一处,直至靶静脉全程。(此段由下一自然段相关描述改写,请梅主任审核是否有误)注射点数量应根据病情确定,可多达 6～8 个。在大腿根部扎止血带阻断浅静脉回流,让患者处站立位或足部下垂位,穿刺针由远心端向近心端分别穿刺,证实有静脉回流后妥善固定。令患者平卧,松解止血带,抬高患肢 70°～80°,使静脉血流空。股部重新扎止血带,放平肢体。将硬化剂按要求稀释到所需浓度后,逐一注射。

为达到最佳治疗效果,应先处理直径较大的静脉,然后再处理较小的静脉。每个部位注射硬化剂需局部充满,剂量取决于静脉直径大小,建议对较大的曲张静脉每个部位注入量≤1 ml,网状静脉每个部位注射 0.25～0.50 ml,毛细血管扩张症每个部位注射 0.10～0.20 ml。应缓慢注射,避免阻力过高。注射时如果患者出现明显疼痛,表明可能注入静脉周围组织,应立刻停止注射。每个注射点注射完毕后,助手用消毒干棉球紧压针眼,迅速拔针。完成全部注射点治疗后,患肢立即给予加压包扎。

2. 泡沫硬化剂注射治疗

患者准备及静脉穿刺操作同液体硬化注射治疗,可预先多点穿刺预留穿刺针备用。泡沫硬化剂的制备采用 Tessari 法:液体硬化剂和气体的比例通常为 1:4 或 1:5,可让泡沫硬化剂稳定性和有效性最佳。备用 2 个注射器,分别抽取 2 ml 硬化剂和 8 ml 气体,将两个注射器与 1 个三通连接头连接并打开通路,快速推注两个注射器,使气体和硬化剂迅速混合形成泡沫混合液,可反复操作 20 次。

然后将预先混匀的泡沫硬化剂缓慢注入静脉内,如遇阻力过高出现注射点局部隆起,应立刻停止注射,更换其他穿刺点进行注射。注射时应由远心端向近心端依次完成。注射后相关事项同液体硬化剂。术后嘱患者适当步行，即使有少量泡沫硬化剂进入深静脉也会被迅速排走。

第二届欧洲泡沫硬化剂疗法协调会议就泡沫硬化剂的安全性进行了讨论，建议泡沫硬化剂的安全用量为 6～8 ml，常规应用 40 ml 以内的泡沫硬化剂均未见严重并发症，但超过 40 ml 可见干咳、胸闷、一过性脑缺血性发作和黑蒙等。为减少并发症发生，可在超声引导下完成泡沫硬化剂注射治疗，即注射硬化剂前经超声确认针头位置，可先注射小剂量泡沫硬化剂来确认针头位于静脉内，然后继续注射直至超声声像图观察到靶静脉腔内充满泡沫。

3. 经导管硬化剂注射疗法

经导管硬化剂注射法是将末端带有空隙的导管置入隐静脉内，使其末端达到隐股交界处，然后边注射泡沫硬化剂边回撤导管。该操作须在超声或 X 线引导下完成。

五、疑难问题处理

硬化注射治疗成功的关键是硬化剂必须注射到病变静脉管腔内，临床实践中如何百分之百做到精准的静脉穿刺是个难题。大部分操作者习惯采取平卧位进行静脉穿刺，由于平卧位时静脉充盈差，很难保证一针穿刺成功率，因此随后在注射硬化剂时容易发生血管外渗漏，从而导致术后皮下硬结、疼痛等并发症。

为避免出现硬化剂外渗问题，静脉穿刺时可让患者处于站立位或足部下垂位，同时大腿根部扎止血带，以增加静脉充盈度，提高一针穿刺成功率。由于站立位时曲张静脉内压力较高，注射硬化剂后静脉管壁不易立即闭合，而且容易被血液稀释冲走，降低疗效。因此穿刺成功后可改为平卧位，再进行硬化剂注射。为避免频繁更换体位给患者带来不适，给操作带来不便，可预先同时多点穿刺后，再逐一注射点行硬化剂注射治疗。

如果在治疗过程中遇到阻力过大而不能顺利注射硬化剂时，应及时停止操作，改换其他部位静脉进行硬化注射，切勿强行推注，避免硬化剂渗漏至皮下组织内。

六、典型病例

【例 1】女，28 岁。临床诊断：右下肢静脉曲张 C1 级（毛细血管扩张及网状静脉并存）。根据患者病情及治疗意愿，采用 1% 聚多卡醇泡沫硬化剂 2ml 液体 3 个穿刺点注射治疗，术后即刻右下肢网状静脉及毛细血管扩张完全消失，然后采用二级循序减压压力袜压迫治疗 2 周。术后 3 月随访时右下肢静脉曲张无复发。治疗前后对比见图 8-5-1。

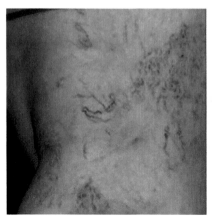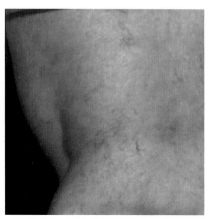

A. 治疗前　　　　　　　　　　　　　　B. 治疗后 3 个月随访

图 8-5-1　C1 级静脉曲张硬化注射治疗前后对比

【例 2】男，42 岁。临床诊断：左下肢静脉曲张 C2 级。采用 3% 聚多卡醇泡沫硬化剂注射治疗，术后即刻左下肢静脉曲张完全消失，然后采用二级循序减压压力袜压迫治疗 2 周。术后 3 个月随访时左下肢静脉曲张无复发。治疗前后比较见图 8-5-2。

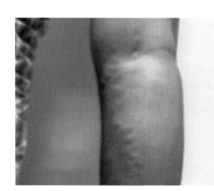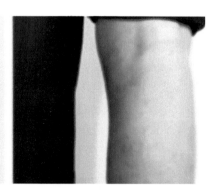

图 8-5-2　C2 级静脉曲张硬化注射治疗前后对比

（张　健　方子兴　梅家才）

第九章 下肢静脉曲张的治疗决策

第一节 根据静脉曲张分级把握适应证

下肢静脉曲张临床 CEAP 分级（clinical-etiology-anatomic-pathophysiology classification）的不同，也有不同的处理方式，例如不需治疗、加压保守治疗、硬化剂注射治疗、激光治疗、射频治疗、透光旋切治疗和手术治疗等。尽管静脉疾病的非手术治疗有明显效果，但这些治疗并不能纠正疾病本身的病理学改变。如果患者不能坚持抬高患肢和压迫治疗，很快会出现症状的复发，并且可能病情继续进展，容易并发静脉性溃疡。

下肢静脉曲张的治疗目的包括美容（改善外观）、缓解临床症状、改善下肢功能及预防并发症。治疗下肢静脉曲张的方法很多，对于选择哪种方法目前仍有争议，而每种方法均有其利弊，应基于治疗目的不同，患者具体的临床情况，尤其是静脉曲张严重程度（CEAP 分级），而采用不同的方法。

一、C0 级治疗选择

C0 级患者即无可见的或可触及的静脉疾病体征，对于有静脉症状主诉而又无可见的或可触及的静脉疾病体征的患者，原则上应采取保守治疗。

二、C1 级治疗选择

C1 级患者中仅有毛细血管扩张或网状静脉为唯一表现的无症状患者，通常的主诉是美观问题。因为这些患者不如症状性患者那样容易发生潜在的静脉反流，所以可采用表面激光疗法或硬化剂注射疗法。对于伴有静脉反流的患者，在成功处理静脉反流问题后，残留的毛细血管扩张和网状静脉也可采用硬化剂注射疗法或表面激光疗法。

目前认为大多数下肢毛细血管扩张、网状静脉以及小静脉曲张的患者,硬化剂注射疗法均是优选的初始疗法。三项小型观察性研究比较了激光疗法与硬化剂注射疗法治疗毛细血管扩张的相关情况:第1项研究推断激光疗法的效果比硬化剂注射疗法差,且费用比硬化剂注射疗法高;第2项研究采用客观测量指标观察,证实两种疗法在静脉清除率上并无差异,但患者偏爱硬化剂注射疗法;第3项研究评估激光疗法后采用硬化剂注射疗法、单独激光疗法或单独硬化剂注射疗法的效果,结果显示联合治疗组可更好地改善静脉清除率;硬化治疗失败的患者、硬化治疗后血管丛生患者、对针头恐惧患者以及对组织硬化剂过敏的患者可采用激光疗法;位于踝关节或踝关节以下部位的血管也可首选激光疗法,因为这些部位采用硬化剂注射疗法更容易形成溃疡。

三、C2 级治疗选择

此型患者有明显静脉曲张(曲张静脉团直径≥3 mm),它们可能涉及隐静脉(大隐静脉、小隐静脉)、隐静脉属支以及腿部非隐浅静脉,并且可能伴或不伴轴向静脉瓣膜功能不全。C2 级病变的治疗目的为改善症状,处理交通支,处理深静脉反流。因 C2 级病变可采取的治疗方法很多,目前争议也较大。

静脉腔内激光闭合术和静脉腔内射频消融闭合术都是针对治疗大隐静脉主干反流的,对于 C2 级以内、曲张程度轻的患者,单纯应用这两种方法中的任意一种均可,效果良好。两种方法都是运用了热能量使管腔收缩、迅速机化并形成纤维条索,最终使静脉闭合,以达到消除反流的目的。静脉腔内激光闭合术的优点是速度快,操作简便,但是必须对所作用的静脉直径有明确了解,直径大的静脉在治疗过程中激光纤维退行速度要相对慢一些,才能保证效果。而且,激光在治疗过程中,有穿破血管、烧伤皮肤和光纤断裂等危险。因此,对于大隐静脉激光闭合术,并发症发生率、治疗效果与术者的操作技术和经验密切相关。静脉腔内射频消融闭合由于有计算机的控制,可以保证治疗效果,但是所需要时间很长,操作相对激光而言较为繁琐。

需要强调的是,激光和射频治疗并不适合于所有下肢静脉曲张,必须对所作用的静脉直径有明确的了解。大隐静脉剥脱术在过去几十年里一直是大隐静脉曲张治疗的标准的手术治疗方法,只要剥脱器能通过的患者均可使用剥脱治疗。剥脱术虽能彻底消除大隐静脉主干的反流,大大降低了术后的再手术的机会,但其术后大多数患者会感觉疼痛,创伤大、活动受限并且伤口不美观。近年来,随着仪器设备的发展,激光和射频治疗静脉曲张已普及,我们建议根据患者病情、患者意愿、术者对某种技术的掌握情况而选择适合的治疗方法。

四、C3 ～ C6 级病变的治疗选择

C3 ～ C6 级病变为晚期静脉疾病。C3 表现为水肿,通常发生于踝周;C4 级表现为皮肤改变,有色素沉着（pigmentation）、湿疹（eczema）、脂质硬皮症（lipodermatosclerosis）和白色萎缩（atrophie blanche, white atrophy）4 种临床表现;C5 级和 C6 级以静脉性溃疡已愈合（C5）或活动期（C6）为区别,好发部位在踝周及小腿下 1/3,尤以内踝和足靴区内侧最多见,同时伴有 C4 级所有的皮肤改变。

C3 ～ C6 级病变的治疗目的包括改善症状,治疗并发症,促进溃疡愈合,注意如并存髂、股静脉梗阻、下腔静脉梗阻需及时处理。对有水肿、皮肤改变或溃疡形成者,单纯闭合大隐静脉主干是不够的,必须同时处理曲张的静脉团和反流的交通支,才能保证疗效。此时的病变往往合并穿通支及深静脉病变。国外研究表明静脉曲张患者中单纯浅静脉系统反流占 60% ～ 65%,浅静脉系统与部分阶段性深静脉反流占 25% ～ 30%,浅静脉反流同时伴深静脉全程反流占 10% ～ 15%,而单纯深静脉反流与深静脉梗阻患者不足 5%。对于 C3 ～ C6 级病变,建议有条件的单位在治疗前行静脉造影检查了解患者交通支、深静脉反流及有无腔静脉梗阻等问题,若合并上述问题需在手术过程中一并处理,才能保证切实的临床效果。另外,根据目前的研究结果,对于直径 < 5 mm 的静脉曲张注射硬化剂尤其是泡沫硬化剂治疗有明显的优势,且安全性高;对于直径 5 ～ 10 mm 的静脉曲张,硬化剂注射与腔内热损伤治疗有优势;对于直径 > 10 mm 的静脉曲张,传统开放手术仍是主要选择。

当静脉曲张合并深静脉功能不全时,处理前首先要排除深静脉梗阻病变。当深静脉反流为 Kistner 0 ～ Ⅱ级时,应先处理静脉曲张,然后随访观察患者术后恢复情况,如术后残留曲张静脉则辅以手术局部切除或采取硬化剂注射治疗。当深静脉反流为 Kistner Ⅲ、Ⅳ级时,则需要同期处理深静脉。

如无条件使用筋膜下静脉分离镜（SEPS）处理交通支,手术切除不失为简便有效的方法。因此,术者必须了解交通支的解剖,并了解其反流造成静脉曲张的特点。多数交通支位于大腿下段和小腿,在小腿中下段有 3 支重要的交通支,称为Cockeet Ⅰ、Ⅱ、Ⅲ,分别位于内踝后方和内踝上方,约在从足跟向上 6 cm、12 cm 和 18cm 处。小腿上段有数个交通支静脉连接大隐静脉和胭静脉,最高一支位于膝关节下方,称 Boyd 穿通静脉;在大腿的中、下 1/3 处有 Dodd 和 Hunter 交通静脉。任何一支或几支交通静脉瓣膜功能不全,均可导致浅表静脉曲张。交通支的反流对下肢皮肤营养性改变有重要意义,约 2/3 患者的下肢溃疡患者都存在交通支静脉瓣膜功能不全。由 Boyd 穿通静脉瓣膜功能不全导致的浅静脉曲张,静脉团发生在小腿前,更常见于小腿后部。来源于股隐接点反流的静脉曲张常表现为

明显的"绳索样",并向侧下走行。而静脉曲张源于大腿中、下段的 Dodd 和 Hunter 穿通静脉则静脉团孤立存在。小隐静脉曲张患者临床上比较少见,高位结扎处理效果良好。另外,对于合并下肢静脉溃疡或深静脉瓣功能不全患者者,有条件的单位应行下肢静脉造影检查以了解具体交通支反流部位和深静脉瓣膜情况,患者此类患者须同时处理好交通支和瓣膜成型,才能保证更好的临床疗效。

对于 C5、C6 级病变,透光直视旋切术 TRIVEX(transilluminated powered phlebectomy,TIPP)可以较彻底去除溃疡周围的静脉团,促进溃疡愈合,国内赵渝教授做了较多的病例及研究,获得较为满意临床效果。但是针对交通静脉的治疗,直径小的交通静脉再旋切术后可以通过局部压迫的方法止血,对于较大的交通静脉,旋切术后局部出血量很大,术后血肿形成的几率也会大大增加,因此可考虑进行局部的结扎术。

尽管越来越多的微创治疗方法应用于临床,微创技术的应用与仪器设备的进步息息相关,微创技术治疗大隐静脉曲张必须满足以下条件:①治疗彻底,复发率低;②并发症少;③切口数少且切口小、美观;④手术时间短。⑤术后恢复快。目前,采用仪器的微创治疗方法包括 TIPP、EVLT、VNUS 以及 SEPS,其他微创技术包括硬化剂注射治疗,曲张静脉团块的皮下连续缝扎或电凝治疗等。由于大多数微创治疗技术需要特殊仪器设备,受患者经济条件、术者经验、人员培训及患者静脉曲张严重程度的限制,外科手术仍是国内目前治疗静脉曲张的主要方法,但微创治疗的理念已逐渐被业界所认可,疗效虽与手术治疗相当,但缺少长期随访数据的支持。需要注意的是,同种治疗方法并非均适用于各级别的静脉曲张,目前只有手术治疗静脉曲张有长期随访资料且疗效满意,没有一种微创治疗方法能完全替代另一种治疗方法,不同 CEAP 分期的静脉曲张患者其治疗方法应有所不同,才能切实减少并发症的发生,提高治疗效果。

（叶志东　孔　杰）

第二节　手术方式的选择原则

下肢静脉曲张的治疗是针对大隐静脉(小隐静脉)主干、曲张静脉团、交通静脉、溃疡等治疗,目前静脉腔内激光闭合术(endovenous laser treatment,EVLT)、静脉腔内射频消融闭合术(radiofrequency endovenous occlusion,VNUS closure system)和小切口内翻剥脱等主要针对静脉干的治疗,而硬化剂注射、透光直视旋切术 TRIVEX（transilluminated powered phlebectomy，TIPP）、电凝在治疗曲张静脉团上有优势，关于交通静脉的处理，腔镜交通支手术（subfascial endoscopic perforator surgery，SEPS）具有定位准确、疗效确切的优势，也有学者将透光直视旋切、电凝应用在此。对于大多数需要手术治疗的患者而言，存在静脉主干、曲张静脉团甚至交通静脉的多个问题，需要将上述不同的手段相结合，从而达到缩短手术时间、治疗彻底的效果。

一、EVLT 的应用原则

激光和射频治疗均是针对大隐静脉主干的处理，因此其适应证为大隐静脉主干反流为主的静脉曲张患者。虽然大隐静脉高位结扎和大隐静脉剥脱术在过去几十年里一直成为治疗大隐静脉曲张最主要的和标准的手术治疗方法，但高位结扎由于仅消除了隐股接点处的反流常常术后复发而被废弃，大隐静脉剥脱虽能彻底消除大隐静脉主干的反流，大大降低了术后的再手术的机会，但其术后大多数患者会有疼痛，创伤大、活动受限并且伤口不美观。因此，既能彻底消除大隐静脉主干的反流，且创伤又小的微创技术在过去 10 年中迅速发展并成为治疗大隐静脉曲张的主要方法。

在进行针对大隐静脉主干的治疗前，必须对各种治疗技术所作用的静脉直径有明确的了解，激光治疗适合于大隐静脉主干直径＜ 8 mm，主干无血栓、无静脉炎的静脉曲张；射频治疗适合于大隐静脉主干直径＜ 10 mm，主干无血栓、无静脉炎的静脉曲张；而内翻剥脱治疗适合于各种情况，以剥脱器可通过静脉为标准，但是大隐静脉主干必需通畅；如遇激光纤维或射频电极导入失败时，则采用剥脱的办法。

EVLT 开始应用于 1998 年，适应于 C2 ～ C6 级大隐静脉曲张，有症状，要求手术治疗，曲张静脉直径＜ 8 mm 者。绝对禁忌证：妊娠或哺乳期女性，继发于 DVT 或盆腔肿瘤的大隐静脉曲张；动脉闭塞症；并发严重的身体其他部位的疾病如糖尿病足等。相对禁忌证：青少年、无症状者建议采用非手术治疗，如穿戴弹力袜。对有心脏病，特别是有冠心病家族史的患者不建议过早手术清除大隐静脉，因大隐静脉是冠状动脉旁路移植术的桥血管，应该保留可能需要作冠状动脉旁路移植术患者的大隐静脉。

对于曲张静脉直径＞ 8 mm 者，单纯激光治疗复发几率大，需结合其他方法联合治疗。Mundy 等收集 2004 年 9 月以前文献中有关 EVLT 的报道 13 篇，共计 1 289 例 1 582 侧下肢，随访 1 ～ 19 个月，发现术后并发症分别为皮肤烫伤（4.8%）、暂时性隐神经损伤（2.8%）、短时间皮下条索状硬结（55% ～ 100%）、浅静脉炎（1.6%）、血肿（4.8%）、DVT 等；大隐静脉主干闭合者为 87.9% ～ 100%，仅部分闭合并有倒流者占 1.8% ～ 3.0%，再通率为 4.8%。该研究认为，EVLT 术后短期疗效令人满意。2005 年，Corcos 等指出，EVLT 后管腔闭合是一个渐进的愈合过程，对管壁、神经和周围组织并不造成严重的损伤。管径 < 10 mm 者，光纤后撤的速度可加快（> 1 mm/s），而管径为 17 mm 者应减慢后撤速度，必要时可重复治疗 2 ～ 3 次，以取得最佳疗效，并且同时做大隐静脉高位结扎术。

中日友好医院 2003 年即开始应用 EVLT 加 TIPP 治疗单纯性大隐静脉曲张，并报道了局部麻醉联合静脉麻醉或硬膜外麻醉下 EVIT 治疗下肢静脉曲张。共入组 250 例 323 侧肢体，男 114 例，女 136 例；年龄 22 ～ 81 岁，平均 51 岁。结果 323 侧患肢均获得满意疗效，手术时间平均 41 min；门诊手术 21 例，住院手术 229 例；住院 1 ～ 7 d，平均 3 d。术后皮下瘀斑 3 ～ 10 周吸收；术后发生皮下蜂窝织炎 4 例，小腿内侧感觉麻木 26 例，25 例溃疡、湿疹，术后 2 周内全部治愈。98 例随访 1 ～ 14 个月，平均 7.6 月，2 例大隐静脉内有血流，但大隐静脉内径由术前 1 cm、1.2 cm 缩小到 0.2 cm，无临床症状；余 96 例无复发。该研究认为 EVLT 联合 TIPP 治疗下肢静脉曲张方法简单、美观、疗效好、复发率低。

二、RFA 的应用原则

腔内射频治疗（endovenous radiofrequency ablation, RFA）开始应用于 1998 年，该法首先在欧洲提倡应用，次年于美国推广应用。其作用机制为热能导致静脉痉挛和胶原降解。2004 年，Salles-Cunha 等报道 89 例共 106 侧下肢行 RFA 治疗，超声检查随访 4 ～ 25 个月（平均 9 个月），结果发现术后 2 年 65% 的患者于隐股静脉交界处和（或）大腿段有小血管网形成和大隐静脉主干近侧段再通；小腿段大隐静脉主干未处理者，管腔未闭者占 79%，其中有血液反流的占 58%。2005 年，Merchant 等报道全球 34 个医疗中心，在 2004 年 10 月以前治疗的 1 006 例共 1 222 侧下肢静脉曲张术后随访 5 年的结果，显示术后 6 个月和 1、2、3、4、5 年的复发率分别为 7.7%，13.1%，14.8%，14.3%，22.7% 和 27.4%；术后并发症包括 DVT（0.9%）（其中 1 例发生肺栓塞）、皮肤灼伤（1.2%）、浅静脉炎（2.9%）、隐神经损伤（12.3%）。研究指出，在发射射频时导管后撤的速度过快，则管腔的闭合以血栓闭合为主，因此术后管腔再通可能导致病情复发。

三、TIPP 的应用原则

TIPP 是处理曲张静脉团块的新方法，切口的设计必须兼顾对交通支的处理。同时要保证连接电动组织旋切器的负压吸引足够强，才能保证曲张静脉会被吸入并被碎解后吸出。但负压吸引过大则会损伤过多的组织甚至皮肤，因此，吸引器选择 400 ～ 700 mmHg 的压力。抽出静脉后，应该用麻痹肿胀液冲洗被切除的静脉血管床,并挤压患肢肿胀的皮下组织,充分将皮下瘀血挤出,可抑制血肿的形成,并有助于术后止痛。TIPP尤其适合于严重而广泛的曲张静脉团的治疗;当静脉团广泛而严重但无旋切仪时,手术切除可保证治疗的彻底,其代价则为手术切口长或切口数多;对于小范围或局限性静脉曲张团的处理,则可采用直接手术切除、皮下连续缝扎,电凝或硬化剂注射等治疗。

四、硬化剂注射的应用原则

硬化剂注射疗法(sclerotherapy)治疗下肢浅静脉曲张起自19世纪中期,原是将具有腐蚀性的药液直接注入下肢曲张的浅静脉中,因静脉内膜损伤后发生结缔组织增生,使扩张的管腔纤维化闭塞。硬化剂注射和压迫包扎疗法的目的在于使曲张浅静脉的管壁相互粘连而愈合,机化后形成条束状纤维化结构,以闭塞其管腔,不会因其形成血栓再通而复发。长期以来,注射疗法一直被认为是一种操作方便、价格低廉、容易推广的优选方法。理想的硬化剂应该是注入静脉后,不引起大量的血栓形成,主要是使管腔发生纤维化而闭塞。临床常用硬化剂在导致纤维性病理变化的能力、浓度、剂型和致痛等方面各有差异。作用较弱的硬化剂主要为铬酸盐甘油等,多用以治疗毛细血管扩张和网状浅静脉曲张;作用较强的硬化剂则为4%～8%碘溶液等,用以治疗隐静脉主干、隐-股(腘)段交界处和交通静脉的倒流和曲张。近年来,在临床使用的聚多卡醇泡沫制剂,其特点为注入后可在局部停留较长时间,而不会很快被血流稀释和冲散,对内膜可维持较长时间的作用,更不易流入深静脉引起血栓形成等不良后果,其疗效较聚多卡醇强4倍以上,副作用也极少。目前在临床已有多种泡沫制剂,用于毛细血管扩张、网状浅静脉曲张、交通静脉和隐-股段交界处等。

近来,在超声引导下腔内置管注入泡沫制剂的疗法,已在临床广泛开展。导管置入的部位和注射的全过程,都可通过超声显像进行监控,逐一用于隐静脉主干、交通静脉和隐-股(腘)交界处的硬化治疗,其疗效良好,硬化剂外溢、组织坏死等并发症都极为少见。21世纪初,Tessari等和Cabrera等报道,采用泡沫硬化剂做注射治疗时,少量的药剂即可覆盖更大范围的静脉内膜,并将其中的血流排空,其优点为减少并发症和提高疗效。术后28天和3年,大隐静脉闭塞率分别为90%和81%。如在超声引导下做硬化剂注射治疗,则疗效进一步提高。2000年,Belcaro等报道,将做传统硬化剂治疗或单做股隐交界(saphenofemoral junction,SFJ)高位结扎与硬化剂加SFJ结扎者术后10年的结果相比较,前二者有SFJ倒流的占19%,后者为9%;有大隐静脉远侧段倒流者中,硬化剂注射组为44%,SFJ结扎组为36%,硬化剂加SFJ结扎组为16%。因此他们认为,单做硬化剂注射治疗远期效果欠佳。Myers评价了超声引导硬化剂治疗的中期效果,该前瞻性研究共入组 1189 名患者,主要和次要成功率分别为 52.4% 和 76.8%,影响预后的危险因素包括:年龄 < 40 岁,小隐静脉曲张,大隐静脉直径 > 6 mm,液体硬化剂,硬化剂剂量 < 12 ml,高度或未稀释的 3% 稀释硬化剂。

Smith 也报道了一组应用超声引导泡沫硬化剂治疗下肢静脉曲张的病例,共入组 808 例,CEAP 分级为 C1 级占 15%,C2 级占 81%,C3 级占 0.5%,C4 级占 2.0%,C5 级占 0.2%,C6 级占 0.4%。结果显示,对于单侧静脉曲张的患者,43% 行一次手术治疗,48% 需行两次手术治疗。对于双侧静脉曲张的患者,40% 需两次手术治疗,46% 需三次手术治疗,并在结果统计时发现大隐静脉直径 > 5 mm 的患者血管再通率高。因此泡沫硬化剂治疗对于直径 < 5 mm 的静脉曲张有明显的优势,且安全性高;对于直径 5 ～ 10 mm 的静脉曲张仍可考虑使用泡沫硬化剂注射或腔内热损伤治疗;若静脉曲张的直径 > 10 mm 的,则推荐行传统开放手术。

虽然硬化剂疗法是治疗下肢浅静脉曲张的一种可供选择的优选方法,但绝不能滥用,更不能替代手术治疗。Bergan 指出,注射疗法对下肢分支浅静脉曲张有效,而大的曲张浅静脉团、大(小)隐静脉主干曲张伴明显倒流和膝上的浅静脉曲张,均以手术治疗为宜;硬化剂注射疗法对手术后残留的浅静脉曲张、管径在 4 mm 以下的曲张浅静脉,以及膝以下的浅静脉曲张,有较好的疗效。有学者认为,对年老、体弱的患者,硬化剂注射是优选的治疗方法。

1994—1995 年,国际静脉病学会联盟提出的硬化剂注射疗法适应证为:①对于毛细血管扩张症,硬化剂注射疗法是选用的方法;②对于非隐静脉主干的明显曲张浅静脉,注射疗法硬化剂注射疗法是手术外的另一种选择;③对交通静脉硬化剂注射疗法的疗效各家学者看法尚不一致;④大隐静脉主干的硬化剂注射疗法,不少学者对其效果提出质疑,认为临床实践证明手术的远期疗效远优于硬化剂注射疗法;⑤小隐静脉主干可根据曲张的严重程度,股 – 腘段有无明显倒流等,考虑选用硬化剂注射疗法是否合适。学者们一般主张术毕时,将患肢做压迫包扎。其目的在于压缩受注射的静脉段,使其管腔尽量缩小,以免血栓过度形成,从而促使管腔发生纤维化闭塞。

五、内窥镜血管取材系统的应用原则

内窥镜血管取材系统(endoscopic vessel harvesting, EVH)在冠状动脉血管重建领域作为微创手段,已成为获取大隐静脉等血管移植材料的主要方法,是一种成熟完善的技术。内窥镜手术同样可用于下肢静脉曲张手术治疗。中日友好医院采用 EVH 技术治疗大隐静脉曲张,并比较了 EVH 治疗组与对照组(传统手术组)术后 48 h 和术后 1 周疼痛视觉模拟评分(visual analogue pain scale, VAPS),术后 1 周皮下瘀血、血肿、皮肤麻木等症状,术后第 3 个月 CEAP 临床分级,手术效果及

手术满意度评分情况。结果术后 48 h 和术后 1 周 VAPS 评分，EVH 组均低于对照组（$P < 0.01$）；术后皮下瘀血发生率对照组高于 EVH 治疗组，但组间差异无统计学意义（$P > 0.05$）；术后皮下血肿发生率、下肢麻木发生率对照组均明显高于 EVH 治疗组（$P < 0.01$）；2 组患肢 CEAP 分级组间比较差异无统计学意义（$P > 0.05$），但 2 组在手术前和手术后 3 个月 CEAP 分级的比较差异均有统计学意义（$P < 0.01$）。2 组术后 3 个月手术效果评分，EVH 组与对照组差异无统计学意义（$P > 0.05$）；手术整体满意度评分，EVH 组高于对照组，2 组差异有统计学意义（$P < 0.05$）。研究表明 EVH 可以成为治疗静脉曲张的微创治疗手段之一，但其长期疗效有待于进一步观察。

六、个体化治疗原则

综上所述，目前临床治疗静脉曲张的方法众多，如何根据患者具体的临床情况，结合患者的经济情况及手术风险及效率等诸多问题，选用哪种治疗方法最优，或如何联用合适的治疗方法，目前仍争议颇多。NICE（National Institute for Health and Care Excellence）大隐静脉曲张治疗指南推荐确诊大隐静脉曲张后，首选治疗为对大隐静脉主干行静脉腔内射频消融术（radiofrequency ablation）或 EVLT，其次为超声引导下泡沫硬化剂治疗（ultrasoundguided foam sclerotherapy）或手术治疗，术后早期应用弹力绷带建议不超过 7 d，弹力袜 1～3 个月。

Nesbitt 报道的一篇 Cochrane 图书馆系统综述，比较了 EVLT、RFA、泡沫硬化剂和手术治疗静脉曲张的疗效，共纳入 13 篇随机对照文献，累计 3 081 例。其中比较硬化剂注射疗法和手术的文献 3 篇，比较 EVLT 和手术的文献 8 篇，比较 RFA 和手术的文献 5 篇，其中 2 篇文献比较了 2 种及以上的治疗方法。在硬化剂注射疗法和手术的比较中，临床医生评估的复发率以及症状复发率差异无统计学意义，两组的手术失败率差异也无统计学意义。在 EVLT 和手术的比较中，临床医生评估的复发率以及症状复发率差异无统计学意义；两组的早期、晚期血管再通率差异也无统计学意义；但激光治疗组的手术失败率和新生血管发生率显著性降低。在 RFA 和手术的比较中，临床医生评估的复发率以及症状复发率差异无统计学意义；早期、晚期血管再通率差异也无统计学意义。研究最终认为，当前的临床实验证据支持在大隐静脉曲张的治疗上，硬化剂注射疗法、EVLT 和 RFA 的效果至少和手术效果相当。

中日友好医院曾分析了在该院接受治疗的 2 200 例下肢静脉曲张临床资料，主要采用 EVLT、RFA 和选择性大隐静脉内翻剥脱术 3 种方法处理静脉主干反流；而曲张静脉团则采用 TIPP、直接手术切除、EVLT、电凝曲张静脉、皮下连续缝扎或硬化剂注射方法治疗。根据患者具体病情选择手术方法，其中 1 802 例采用

EVLT，82例采用RFA联合TIPP，218例采用选择性内翻式大隐静脉剥脱术联合硬化剂治疗；其余98例分别采用EVLT、RFA处理大隐静脉主干，辅以曲张静脉团手术切除、激光、电凝、皮下连续缝扎或硬化剂注射方法治疗。对于伴有交通支功能不全的患者，术中切断并结扎交通支；对于严重深静脉瓣功能不全的患者，同时处理深静脉瓣膜。结果显示，全组手术时间为20～78 min，平均40 min。所有患者手术后静脉曲张均临床症状缓解，达临床治愈标准。共有998例（45.4%）术后随访1～480个月，共出现并发症126例（12.6%），其中皮肤浅表烫伤1例；皮肤色素沉着24例，小腿表皮麻木感（隐神经损伤）48例，皮下血肿或硬结35例，皮肤感染15例，皮肤穿孔3例。其中小腿表皮麻木感均位于治疗侧踝靴部，麻木面积不同，其中21例术后2周内症状消失，22例在3个月内症状消失。故该研究认为激光、射频、内翻剥脱是针对大隐静脉有反流的下肢静脉曲张的治疗方法；手术切除、皮下连续逢扎、电凝（分支）、硬化剂注射对静脉团的处理有很好的效果；切断结扎反流的交通支十分重要；EVLT对静脉团的处理十分理想，但需注意操作方法。

Rasmussen的随机临床实验比较EVLT、RAF、泡沫硬化剂治疗（foam sclerotherapy）、大隐静脉剥脱术的疗效。术后1年随访，激光组、射频组、泡沫硬化剂组和手术组的大隐静脉再通畅率分别为5.8%，4.8%，16.3%，4.8%，组间比较差异有统计学意义（$P < 0.001$）。所有的治疗方法均有效，手术失败率在泡沫硬化剂组最高，但是射频组和泡沫硬化剂组较其他两组恢复快，且术后疼痛轻。

中日友好医院也曾比较了EVLT、RAF及内翻剥脱联合治疗下肢静脉曲张的近期疗效，共纳入有明确大隐静脉反流的下肢静脉曲张460例，其中200例（232条肢体）采用EVLT治疗；80例（88条肢体）采用RAF治疗，180例（202条肢体）采用内翻剥脱术治疗，曲张静脉均采用TIPP治疗。结果显示，手术时间RAF组最长，平均（41±8）min，EVLT组与内翻剥脱组相近；术后住院时间比较，EVLT组（1.2±0.4）d与RAF组（2.1±0.8）d较短，与内翻剥脱组比差异有统计学意义（$P < 0.05$）。术中出血量内翻剥脱组较其他两组多；EVLT组与RAF组的手术切口少；术后1年三组的复发率相当，隐神经损伤在内翻剥脱组较多。VCSS评分各组术后较术前明显减少，结论三组手术效果均满意且疗效相当，但激光、射频具有创伤小，并发症少的优点。

对于因大隐静脉反流所致的下肢静脉曲张的疗效判断应以反流消失、曲张静脉团消除和下肢症状缓解为标准。相对于传统的手术方式，微创手术有着较多的优势，但是手术的目的是治疗疾病，微创只是治疗疾病的一种手段而已。目前，治疗静脉曲张疾病的微创手段有很多，每一种都有着其相应的适应证和相对禁忌证，但并没有哪一种方式能完全适用于所有的患者。任何技术都有其两面性,合理的术前评估和手术适应证的选择,仍是治疗方案制定的根本原则。

(叶志东 孔 杰)

第三节 术后辅助治疗的选择

一、一般措施

1. 腿部抬高

将双足抬高至心脏水平或以上并保持 30 min,一日 3 ～ 4 次,此法可改善慢性静脉疾病患者的皮肤微循环并减轻水肿,同时也能促进静脉性溃疡愈合需要注意的是,将足部抬高至低于心脏水平位置(例如在躺椅上),对于减轻静脉高压无效。虽然抬高腿部可能足以缓解轻度静脉性疾病患者的症状,但是这种疗法通常不足以缓解更严重病例的症状。

2. 坚持锻炼

每日步行以及进行简单的屈踝锻炼对于治疗慢性静脉疾病是廉价且安全的策略。几项小型研究已表明,简单的腓肠肌(跖屈)锻炼可改善血流动力学参数。在慢性静脉功能不全患者中,腓肠肌泵将静脉血液沿双腿上推的效力通常受损,因此导致发生静脉性溃疡并延迟其愈合。术后坚持锻炼可帮助侧支循环的建立,有助于改善症状。

3. 加压疗法

诸如弹力袜、弹力绷带等静态加压疗法是慢性静脉疾病治疗中一个至关重要的内容,很多静脉曲张患者在使用弹力袜后症状得到迅速改善。静态压迫治疗的特点是从肢体远端到近端的压力梯度恒定(分级压迫)。压力治疗对静脉曲张的治疗机制是多因素的,详见第五章压力治疗。但克服静脉高压所需要的最佳压力尚有争议,目前大多数研究认为,为了防止静脉曲张受累腿部的毛细血管渗出,需要在踝部给予 35 ～ 40 mmHg 的外部压力。

二、药物治疗

1. 静脉活性药物

大多数静脉活性药物被证实可通过一种与去甲肾上腺素途径相关的机制而增加静脉张力,其他作用包括降低过高的毛细血管通透性、改善淋巴引流、抗炎作用以及降低血液黏度,这些药物对于任何一种静脉疾病的治疗可能均有用。如常用药物马栗种子提取物片有减轻或消除患肢肿胀、酸胀,减轻皮肤营养障碍性病变等功效;地奥司明片具有保护血管和提高静脉张力、增加淋巴回流、改善毛细血管通透性等功效。

2. 影响血液流变学的药物

(1)阿司匹林:阿司匹林可加快慢性静脉性溃疡的愈合,并因此可用于治疗对其无禁忌证的患者。血小板增多症和血小板体积增加是与慢性静脉功能不全有关的特征,但血小板在静脉瘀滞和溃疡的形成过程中的实际作用尚不清楚。一项纳入了20例下肢静脉曲张的小型双盲随机临床试验发现,300 mg/d的肠溶阿司匹林与安慰剂相比显著提高了4个月时治愈的溃疡患者数(38% vs 0),并且溃疡范围显著减少的患者人数增加(52% vs 26%)。

(2)司坦唑醇:司坦唑醇是一种口服促蛋白合成类固醇,它能刺激血液纤维蛋白溶解,研究者已对其用于脂性硬皮病相关较晚期皮肤病变的治疗进行了评估。数项随机试验发现使用司坦唑醇会使脂性硬皮病区域出现改善,皮肤厚度降低并且可能加快溃疡愈合速度。

(3)前列环素类似物:伊洛前列素是前列环素的合成类似物,也是一种强效的血管舒张药,可抑制血小板聚集和黏附,增加红细胞变形性,改变中性粒细胞功能以及毛细血管通透性,并可能有助于修复受损的内皮。在一项随机试验中,静脉输注3周的伊洛前列素与安慰剂对照组比较,150 d后前者溃疡治愈率和下肢溃疡缓解的比例高于对照组(100% vs 84%)。

(4)己酮可可碱:许多试验已在静脉性溃疡患者中对不同剂量己酮可可碱(加或不加辅助性加压疗法)的效果进行了研究。一项meta分析对11项质量不一的试验进行了评估,结果表明与安慰剂组或不治疗组相比,己酮可可碱对静脉性溃疡全部或部分愈合更为有效(RR1.7, 95%CI 1.3 ~ 2.2)。当不与加压疗法联合使用时,己酮可可碱(800 mg每日3次)比安慰剂或不治疗更为有效。

三、皮肤护理

瘀积性皮炎表现为瘙痒、含铁血黄素沉积、红斑和鳞屑的组合形式,并且通常见于较晚期的疾病(CEAP分级为4级或更高)。瘙痒可能十分剧烈,有时会出现水疱和渗出。通过皮肤清洁、使用润肤剂和(或)皮肤屏障制剂进行适当的皮肤护理,有助于保持完整的皮肤屏障。预防干燥和龟裂并减少瘙痒和搔抓,对于预防皮肤溃疡的发生很重要。患者应每日使用温和的无皂清洁剂轻柔地清洗腿部,以去除鳞屑、细菌和痂皮。不含人工色素和香精的产品刺激性可能更小,而矿脂基沐浴露或沐浴护肤水可最大限度地降低因每日清洗造成的皮肤干燥。润肤剂可提供一层油膜以润滑皮肤,这可抑制干燥、瘙痒和随之而来的皮肤皲裂,最好在皮肤湿润时使用润肤剂(即浴后立即使用),可锁住水分并预防皮肤表面干燥。润肤剂中的常用成分包括矿脂、矿物油和二甲硅油。尽管羊毛脂也是一种有效制剂,但其与瘀积性皮炎的皮肤致敏有关,因此应予避免。

四、溃疡治疗

1. 溃疡清创术

伤口清创是静脉性溃疡治疗的必要措施,因为失活的组织有可能会增加出现局部细菌感染和脓毒症的机会,去除静脉性溃疡中的坏死组织和纤维蛋白碎屑有助于健康肉芽组织形成并增强表皮细胞再生。使用局部麻醉低共熔混合物(eutectic mixture of local anaesthetics, EMLA,恩纳制剂)可减轻静脉性溃疡清创术的疼痛。一项纳入 6 项试验(343 例参与者)的系统评价对采用 EMLA 处理溃疡清创相关疼痛进行了评估,对于 100 mm 疼痛量表所测定的疼痛的组间差异,EMLA 处理组明显占优势(平均差 -20.65, 95% CI -29.11 ～ -12.19)。

2. 全身应用抗生素

尚无证据支持常规使用全身性抗生素可促进下肢静脉溃疡的愈合。全身应用抗生素仅用于存在急性蜂窝织炎或溃疡感染临床症状体征者。在没有感染体征的情况下无需对腿部溃疡进行常规擦拭,因大多数静脉性溃疡均被革兰阳性菌和革兰阴性菌严重污染,常规使用抗生素治疗无并发症的溃疡并不会减少细菌定植或提高治愈率,但可导致耐药微生物的出现。一项研究显示,常规使用全身性抗生素与 94% 使用环丙沙星的患者、12% 使用甲氧苄啶和 4% 使用安慰剂的患者出现耐药微生物相关。目前基本共识是全身性抗生素仅适用于出现以下一项或多项提示严重感染患者:①局部发热和压痛;②周围皮肤红斑增加;③淋巴管炎(沿肢体蜿蜒上行的红色线条);④溃疡快速增大;⑤发热。如果每克组织中有 10×10^4 个以上的细菌,可能会影响伤口愈合。如果疑似临床感染,则应对溃疡进行培养并根据培养结果选择抗生素;冲洗溃疡以清除表面碎屑,随后从溃疡基底部活检取得组织样本并送培养。部分临床医生采取向溃疡周围真皮处注射 1 ～ 2 ml 0.9% 氯化钠注射液后迅速抽吸液体并送培养。

(叶志东　孔　杰)

第四节　问题与思考

静脉曲张的治疗在临床决策的时候必须时刻谨记手术的目的是治疗疾病。虽然微创的手术方式改进了传统手术术后疼痛、创伤大、活动受限、恢复慢的缺点，使得患者可以在短时间内达到美观、快速康复的目的。但是微创技术不等于无创，手术的切口数也不是越少越好，必须结合临床，在保证手术疗效的前提下，尽量做到微创。另外，微创不等于无并发症，目前所采用的各种方法仍存在与之相关的并发症，如静脉穿破、血栓、静脉炎、血肿、感染、皮肤烧伤、损伤及术后局部组织皮肤感觉麻木等，在实际工作中必须注意预防并发症，才能使微创技术成为实际意义上的微创。目前国内开展的微创手段有很多，但每一种都有着相应的适应证和相对的禁忌证，不能一味追求微创而将一种手术方式用于所有的患者，最终会导致更多的并发症、复发率的出现，从而失去了微创的意义。随着新的治疗方法在临床上的广泛应用，势必会伴随各种问题的出现，提出如下问题与同道商榷与共同思考：

一、下肢静脉曲张治疗中值得关注的问题

1. 静脉腔内激光闭合术远期复发率如何？

EVIT 是临床治疗下肢静脉曲张较早的一种微创方法，其效果主要是受到手术操作者操作技能以及手术操作习惯而决定，有学者认为，EVLT 治疗下肢静脉曲张波长越大、能量越高，疗效越理想。解放军总医院刘小平、郭伟将 EVLT 与传统手术治疗下肢静脉曲张的临床疗效进行比较，结果术后 3 个月的随访，两组临床疗效差异无统计学意义（$P > 0.05$），随访 26 个月后两组在美观、患者满意度以及疼痛感等方面的差异均无统计学意义（$P > 0.05$）。然而存在的一个突出问题就是：目前已有的几项对比研究报道的随访时间均不长，所以对于其治疗静脉曲张的复发率的判断仍未得到更为可靠性的结论。

2. 静脉腔内射频消融闭合术疗效是否更值得期待？

RAF 治疗原理与 EVLT 相似，由于各种治疗参数完全由计算机所控制，因此疗效不会由于手术操作者的操作技能及习惯而存在差异性。目前，RAF 治疗下肢静脉曲张的临床效果随机对照试验有数篇文献报道，尽管有研究提示在患者在术后住院时间、恢复正常生活以及患者满意度方面，RAF 治疗均显著优于传统手术，但是临床荟萃分析结果表明，两种治疗方法的复发率差异却无统计学意义（$P > 0.05$）。关于 RAF 治疗与 EVLT 的疗效对比研究显示，RAF 组大隐静脉闭合率为 80%，显

著高于 EVLT 组的 66%（$P < 0.05$）；但 Ravi 等研究提示 RAF 治疗与 EVLT 对大隐静脉及小隐静脉反流情况的疗效，两组并无统计学意义（$P > 0.05$），而且两组术后两周大隐静脉闭合率均在 95% 以上，隐 - 股交界点均处于开放状态且存在血流，且经 3 年随访，患者均未见新生血管出现。然而两组手术均同时使用硬化剂注射以及小切口切除等其他治疗方法。故综合目前的研究报道，RAF 疗效有待进一步证实，且其似乎存在较多的并发症，如激光光纤断裂、皮肤烧伤以及血管破裂等。

3. 透光直视旋切术如何更有效发挥作用？

TIPP 对处理下肢静脉曲张团具有非常独到的优势，尤其适宜面积广泛而且严重的曲张静脉团、皮肤色素沉着以及皮肤溃疡、注射硬化剂之后复发的下肢静脉曲张。然而，也有相关专家学者认为该术式对患者创伤较大，术后并发症发生率较高。此前临床治疗策略存在一定误区，均认为 TIPP 应该采取高转速，然而对此已经有新的认识，Nitecki 和 Bass 的研究认为遵循如下原则可使 TIPP 发挥最大的作用：①高负压及低转速的原则：直径 4.5 mm 的刀头一般使用 300 ～ 500 r/min 转速；直径 5.5 mm 的刀头一般使用 200 ～ 300 r/min 转速。需要特别强调的是，不管采用何种类型的刀头，连接负压吸引的压力均需要保持在 600 mmHg 以上。②强调 TLA 液的冲洗：在围手术期均需要使用大量的 TLA 液进行冲洗，以有效缓解周围组织的损伤加以缓解，而且术后血肿的临床发生率也显著降低。TLA 液的配方：0.9% 氯化钠 1 000 ml，2% 利多卡因 40 ml，5% 碳酸氢钠 114 ml，1% 肾上腺素 2 ml。

4. 硬化剂注射治疗的如何提高安全性？

硬化剂注射也是治疗大隐静脉曲张临床应用比较早的手段，近年来特别是泡沫硬化剂的使用，在临床实践中又被重新得到认识。对于硬化剂注射治疗下肢静脉曲张的疗效及其安全性，一直是临床医师普遍关注的问题。目前，临床常见的制备泡沫硬化剂的气体包括空气、二氧化碳、氧气 - 二氧化碳以及氮气等气体。空气简单易取，且经济实惠，但是用空气制备的泡沫则不太均匀且稳定性较差。所以，用空气制备的泡沫硬化剂相比于其他气体制备的硬化剂疗效更差，气体栓塞的发生率也显著要比其他气体要高。至于采取何种方式注射硬化剂，除了传统的直接注射方法之外，近年来超声引导下导管内注射以及 DSA 下直接注射硬化剂治疗已经在临床上得到了较为广泛地应用，可以将硬化剂直接注射于大隐静脉与曲张静脉团之中，而且注入深静脉引起深静脉血栓形成等合并症的发生率明显下降，获得了非常满意的临床效果。

5. 传统大隐静脉剥脱术还有哪些问题被忽视？

大隐静脉高位结扎及大隐静脉剥脱术是目前治疗下肢静脉曲张的一种常见方法，但临床上对大隐静脉的剥脱范围一直存在较多争议。目前，主要有 CHIVA 与

ASVAL 两种方法是保留大隐静脉主干的。美国早在 2011 年关于下肢静脉临床治疗指南中就建议,上述两种方法主要用于如下下肢静脉曲张者的治疗中:①不存在大隐静脉反流,或仅存在阶段性反流的静脉曲张;②大隐静脉直径 < 1 cm 以内、年龄较小者以及具有美容要求者。对于剥脱大隐静脉的范围而言,除了对大隐静脉反流至踝静脉者需要进行全程剥脱加以明确之外,其他情况,一般建议仅将其剥脱至膝以下约 5 cm 处,这样便能够有效地减少手术创伤及损伤隐神经的风险。所以,必须根据患者具体情况个体化策略来决定大隐静脉的剥脱范围。对于大隐静脉的 5 个属支的处理策略,相关研究结果显示所有或者部分处理分支与不处理间的差异不存在统计学意义($P > 0.05$),因此,近年来腔内热损伤治疗静脉曲张的结果也间接地证实了不采取任何措施处理大隐静脉的 5 个属支临床效果也令人满意。临床上普遍关注的另一个重要问题就是传统手术治疗下肢静脉曲张的长期临床效果。国外报道称,对高位结扎及大隐静脉剥脱术患者随访 6 年,术后复发率为19%,其复发原因主要是手术不完全、解剖发生异常、疾病自身的发展以及血管新生等,需引起我们的重视。

二、下肢静脉曲张治疗策略的思考

临床上治疗下肢静脉曲张的方法非常多,对于选取何种治疗方法目前尚存在较大的争议性,对于每种治疗方法而言,各有其利弊。目前,临床上争议最大的就是 C2 级病变,由于其可采取的临床治疗方法较多,所以在实际治疗过程中应该按照患者的实际病情、患者的知情度以及手术操作者对手术的熟练程度来选择合适的治疗方式。然而对于 C3 级以上病变,尤其 C4 ~ C6 级病变,则建议在治疗前需要静脉造影检查了解患者深静脉反流情况,以及是否存在腔静脉梗阻等方面的问题。需要特别指出的是,同种治疗手段并非均适合各种级别的下肢静脉曲张,目前唯有手术治疗下肢静脉曲张有长期随访资料,而且其临床疗效让患者满意,目前尚无一种微创治疗方法可以完全替代另外一种临床治疗方法,对于不同分期的下肢静脉曲张患者的临床治疗方法应有所差别。

总之,面对如今临床众说纷纭的治疗方法,如何根据患者具体情况和诉求,挑选出最经济适用的方法,尽可能减少并发症的发生,最大程度的减轻患者痛苦,缩短患者的恢复时间,仍是未来临床研究的重点和方向。

(刘 丽)

第十章 围术期管理

围术期是指从确定手术治疗时起,至与本次手术有关的治疗基本结束为止的一段时间,包括手术前、手术中、手术后三个阶段。围术期管理是指以手术为中心而进行的各项处理措施,包括患者的体质与精神的准备、手术方案的选择、特殊情况的处理、手术中的监护、手术后并发症的预防和处理等,即术前管理、术中管理、术后管理三部分。重视围术期管理,对保证患者安全、提高治疗效果有重要意义。

第一节 术前管理

术前管理是指针对患者的术前全面检查结果及预期实施的手术方式,采取相应的措施,尽可能使患者具有良好的心理准备和机体条件,以便更安全地耐受手术。

一、术前准备

1. 询问病史

单纯下肢静脉曲张常伴有酸胀、不适、疼痛等感觉,在站立时明显,行走或平卧后消失。严重者下肢出现明显的乏力、胀痛,有时可有小腿肌肉抽搐或小腿均匀性肿胀。甚至有下肢皮肤萎缩、脱屑、瘙痒、色素沉着、皮肤和皮下组织硬结、湿疹和溃疡形成。详细的询问病史有助于了解患者一般情况、基础病情况、静脉曲张严重程度及症状,可以个体化的选择合理的治疗方案,利于患者进一步的治疗。

2. 体格检查

根据下肢浅静脉曲张的临床表现,诊断并不困难,但需必要的检查,以明确下肢浅、深和交通静脉系统的情况,才能做出正确的诊断,并为采取有效的治疗方法提供可靠的依据。传统方法包括浅静脉瓣膜功能试验(Trendelenburg test)、深静脉通畅试验（Perthes test）和穿通静脉瓣膜功能试验（Pratt test）。

3. 实验室检查

包括血液、尿、便常规，肝、肾功能，电解质、血糖、血脂、凝血功能、传染病，以及有关血管的免疫学检查。

4. 充分评估心、脑血管功能情况

术前需详细了解患者心功能状态及脑供血情况，对手术的难受力做出正确评估。对心脏病患者除实验室检查和心电图检查外，可行多普勒超声检查及 24 小时动态心电图判断心功能储备及心律失常类型。可行脑电图、彩色多普勒超声、CTA 等了解颈动脉和椎动脉的供血情况。

5. 肺功能情况

术前常规胸部摄片，了解肺部情况。对 60 岁以上患者应常规行肺功能检查，有肺部病史者也应检查肺功能。行动不便或不能配合者可行动脉血气分析，监测呼吸系统换气情况和酸碱平衡。

6. 控制感染

对于下肢溃疡、感染患者，术前必须严格控制局部及全身感染，以防术后发生手术区感染、败血症等严重并发症。

7. 高血压病及糖尿病的处理

高血压病患者血压在 160/100 mmHg 以下可不做特殊准备。糖尿病患者血糖控制在轻度升高状态（5.6 ～ 11.2 mmol/L）较为适宜，此时尿糖 + ～ ++。

8. 饮食营养及水、电解质平衡

饮食应富有营养、易消化、高热量、高蛋白；及时纠正贫血及营养不良，维持水、电解质及酸碱平衡。

9. 履行知情同意制度

医务人员应从关怀、鼓励的角度出发，就病情、实施手术的必要性、可能取得的效果、手术的危险性、可能发生的并发症、术后恢复过程和预后，以恰当的言语和安慰的口气，对患者做适度的解释，向患者家属做详细的介绍，提供有关手术的真实情况，取得他们的理解和信任、减轻其不良心理反应，并签署手术同意书、输血同意书和麻醉同意书。使患者能以积极的心态接受手术和术后治疗，使患者家属能配合整个治疗过程。

首先进行自我介绍，然后针对不同文化层次的患者加以指导，介绍麻醉方式及手术的大致过程和时间，激光手术的安全性和优越性，如手术创伤小、术后恢复快，不易复发等，针对爱美女性关注的是创伤及美观问题，可着重讲解，同时可让已治愈者与患者交流，更有说服力，减轻患者对手术的恐惧，增强患者对手术治疗的信心。

二、术前标记曲张静脉

术前腿部全面检查,对曲张的静脉进行仔细的标记,避免术中遗漏。患者站立使下肢静脉充盈,仔细标记曲张的浅静脉,标记时要位置准确,以提高穿刺成功率。新型标记笔具体标记方法:标记细小静脉时用笔锋,标记粗大的静脉时用笔的外缘,标记曲张成团的静脉,前两者相结合的基础上,同时借助手指及手腕的力度控制粗细。

三、术前讨论与术前小结

术前讨论包括对术前所做的一切准备进行全面深入的复核,所有不足之处必须予以补足,对手术适应证及拟定的几套手术方案必须反复讨论,对每一个步骤和可能发生的严重情况必须准备相应的处置办法,必须做到心中有数。术前小结是对术前诊断和准备工作的最后审查和综合归纳。应在手术前一天完成,包括:术前诊断及诊断依据;手术指征;拟行手术;术前准备;术中注意事项;术后可能的并发症及其预防处理;麻醉选择;手术日期;手术者。

第二节　术中管理

手术中的围手术处理,一定程度上关系到手术后并发症发生的多少,也关系到手术是否彻底。除了手术中一般的处理和麻醉管理外,和手术操作有直接关系的,主要包括以下几个方面:

一、确认手术的肢体

患者麻醉平睡后,曲张的静脉就会看的不明显,手术中进行肢体的确认非常重要,严格防止发生手术健康肢体的错误,手术开始前术者必须与手术室工作人员对患肢再度确认。此外,要确保手术中曲张静脉的标记明显。因患者麻醉平卧后,曲张的静脉不会很明显,如果手术中因为消毒或其他原因导致曲张静脉手术前标示消失,术中无法识别曲张血管的位置,特别是对一些曲张静脉比较多的患者,可能造成部分曲张的静脉剥离不彻底,影响手术的效果。

二、留置导尿管

静脉曲张手术通常都要在大腿根部,高位结扎大隐静脉及其分支。麻醉后留置尿管可减轻术前留置导尿管给患者带来的不适,也可以防止因手术时间过长膀胱潴留而引起患者烦躁不安。更重要的是防止术后因麻醉导致的尿潴留,避免排尿时污染手术伤口。导尿管一般保留至手术次日晨,以利于患者早期下床活动。

三、消毒彻底

消毒是每台手术的必须程序,但静脉曲张手术消毒相对其他部位消毒更困难。遇及严重的静脉曲张患者,曲张的静脉不仅在下肢前方,部分会累及下肢后方,因此消毒时要抬高肢体,前后同时消毒,避免消毒不彻底污染手术野,造成术后伤口感染。

四、彻底驱血

静脉曲张手术是要剥离曲张的静脉血管,如果手术时不进行驱血,在剥离血管时出血较多。手术时如果能够进行彻底驱血,扎止血带,手术中就可以很从容地剥离血管,大大减少手术的出血,同时也使手术野保持清晰,便于操作。

第三节 术后管理

一、常规进行生命体征监测

包括神志、体温、血压、心率、心律、呼吸和尿量等。而对于一些危重患者,甚至需要监测中心静脉压、肺动脉楔压、心搏出量、组织灌注及体液平衡情况。一旦发现异常,则需要增加观察密度和时间,综合分析其可能产生的原因并进行相应的处理。必要时可转入 ICU 进一步治疗。

二、术后一般管理

低流量给氧有助于患者术后恢复,采用咳嗽或药物(如沐舒坦等)的方法促进患者定期排痰则可以减少术后发生肺不张或肺部感染的风险。根据术后胃肠道功能的恢复情况,患者可逐步恢复饮食(流质-半流质-正常饮食)。治疗期间适当的液体限制被证明是有利的,部分患者根据病情需要,也可考虑给予白蛋白或适当延长抗生素使用时间。而对于有肝硬化等基础病变、手术创伤较大等的患者,术后合理应用各种保肝药物和乌司他丁,可有效控制发生术后过度炎症反应,保护重要脏器功能。对于术后一段时间内不能正常进食的患者,能量制剂可以提供必要的能量供应及氮平衡,确保氨基酸代谢正常化。而对于严重脑病或高危患者,则需要调整能量供应结构,适当增加支链氨基酸成分,并辅助其他措施来减轻肝性脑病。如果患者因特殊原因不能进食且＞7 d,则应考虑给予全肠外营养(TPN),全面补充机体所需的各种营养物质,以免发生营养不良。

三、术后弹力治疗及切口管理

术后应用弹力绷带及弹力袜加压包扎,对确保手术效果尤为重要,是减少复发的关键措施之一。患者第1周昼夜穿着、后3周夜间可脱去,使用弹力袜3个月以上,可确保静脉完全粘连、闭合、吸收、有效避免闭合静脉的再通;术后应定期观察手术创面,根据切口愈合情况,定期换药处理。感染创面或渗液浸透的敷料,则需随时更换。

四、术后并发症的发现及预防措施

小腿麻木感、痛感、瘀斑、水肿和皮肤灼伤是激光静脉腔内闭合术后的常见并发症,均可通过术前合理评估及合并症的处理来预防,或根据术后具体的情况行相应的措施来处理(详见第十二章)。

综上所述,围术期的管理对于下肢静脉曲张的外科治疗是至关重要的。虽然目前仍有许多措施存在争议,但做好围术期的管理,制定最优的个体化治疗方案是患者安全接受手术治疗并获得良好预后的保障。

（张 宁 汪 涛）

第十一章 下肢静脉曲张合并静脉性溃疡

下肢静脉曲张最严重的结果是下肢静脉性溃疡（venous leg ulcers,VLU），在成年患者中发生率约1%。VLU的基本病理生理改变是静脉压增高,启动细胞体液级联反应,随后通过基因因素放大这种级联反应。原发性和继发性慢性静脉疾病血流动力学异常导致疾病进一步进展。倘若这一过程没有被及时阻断和终止,部分患者就会发展成VLU。初发VLU的危险因素包括家族史、机体活动情况、深静脉血栓形成史。据统计美国约有500万人患有CVI,且50万人患有VLU,我国尚缺乏大规模统计资料。VLU总体愈合较差,延期愈合和复发常见。大部分VLU需要长期治疗,治疗周期多超过1年。因此,有必要就其病理生理学改变和治疗、预防工作,加以阐述。

第一节 发病机制研究

CVI进展到VLU确切的病理生理学研究仍处于起步阶段,但是目前已经建立起为今后进一步研究的理论框架。VLU的基本病理生理改变是静脉压增高,这启动细胞体液级联反应,随后通过基因放大这种级联反应。原发性和继发性慢性静脉疾病血流动力学异常导致疾病进一步进展,这个概念强调了VLU病理生理学两个相互联系但各自独立的方面:开放伤口导致慢性和病理性血流动力学改变。

血流动力学异常是原发和继发性慢性静脉疾病（chronic venous disease, CVD）的基本特征。深静脉反流可存在于原发性和继发性疾病中,而深静脉阻塞通常只存在于血栓形成后疾病中。长期的血流动力学异常会造成静脉高压,通过一系列级联反应,一些患者就会形成VLU。伴随血流动力学改变,微循环发生改变。引起细胞分子机制上的变化包括炎症,蛋白水解活性增加和纤维化。在血栓形成后疾病中,炎症是部分血栓形成的启动因素,并持续存在于血栓的溶解过程中。

在血栓形成和溶解的过程中,静脉高压使机体产生一系列变化,包括血管内皮生长因子(VEGF)、基质金属蛋白酶(MMP)、炎症细胞因子、白细胞介素、纤溶酶、纤溶酶原激活物和抑制物等。具体病理生理改变过程为:随着静脉压的增高,毛细血管后微静脉扩张,进一步造成毛细血管扩张扭曲,从而造成血管内皮功能失调和交感副交感神经功能失调,大量的纤维蛋白原、红细胞、α-2球蛋白和其他分子从血管中渗出至组织间隙,造成淋巴系统功能失调,进而形成细腿肌肉泵功能失调。同时白细胞开始黏附和嵌入血管壁,导致局部炎症,形成毛细血管血栓。皮肤营养毛细血管减少,同时VEGF水平升高,毛细血管局部再生,但组织的修复能力大大降低。在此外渗部位,转化生长因子-β(transforming growth factor-β, TGF-β)表达和生成量显著增高,使纤溶酶、MMP水平升高,破坏血管壁弹性,局部组织进行重塑。炎症刺激成纤维细胞生长加快,造成炎症组织的纤维化,从而减少踝部血液灌注,最终形成溃疡。这些改变进一步造成静脉壁和静脉瓣膜的损伤。在原发性CVD中,静脉壁和瓣膜的损伤可发生在血流动力学异常之前。

无论导致静脉壁和静脉瓣膜受损的因素是原发性CVD或是血栓造成的血管阻塞,血流动力学异常均在CVD演变成早期溃疡的过程中起着重要的作用。CVD中基本的血流动力学异常时反流、阻塞、腓肠肌泵功能下降,这三者之间的相互作用是复杂的,反流的程度、阻塞的解剖位置、反流与阻塞是否同时出现在同一侧肢体等都决定了疾病的不同严重程度和发病机制。

第二节 发病原因及相关学说

一、发病原因

1. 静脉瓣膜功能不全

多项研究显示VLU的患者有不同类型的静脉瓣膜功能不全。单独的深静脉瓣膜功能不全并不常见,但如果同时合并交通支功能不全的患者VLU发生率高达80%~100%。单纯大隐静脉功能不全的患者溃疡发生率为25%~50%。浅静脉合并交通支静脉功能不全的患者溃疡发生率在21%~40%。静脉反流发生的解剖位置和范围决定了病情的严重程度,有学者提出从腹股沟向踝部的轴向性静脉反流患者往往CVD的病情最严重。最新研究发现小的皮内静脉瓣膜功能不全在VLU的形成中也起着重要的作用,这或许可以解释同样严重的CVD患者,部分患者却不会进展成VLU。

2. 静脉管腔阻塞

静脉管腔的阻塞在 CVD 患者病理生理变化中起着重要的作用,尤其是近端静脉管腔阻塞的患者 VLU 发生率明显高于远端静脉阻塞的患者,且对治疗反应差,预后不良。有学者证实,近端静脉阻塞完全或部分再通,可以很大程度提高溃疡的治疗效果。

3. 腓肠肌泵功能失调

腓肠肌泵功能失调加剧了患者的静脉高压,在有些患者中可能是造成其静脉高压的唯一原因。正常腓肠肌泵的基础是踝关节全方位的运动,任何原因造成踝关节运动的限制,就会导致小腿肌肉收缩减弱,从而增加静脉压力。研究表明快速行走时可最大减少静脉压力,而当踝关节运动减少时,静脉压力就会大幅增加。老年患者踝关节运动幅度通常会减小,这也是老年人 CVD 发病率较高的原因。

4. 遗传因素

流行病学调查显示,遗传和环境因素是疾病形成的主要原因。家族史、性别、怀孕、雌激素水平、久立和久坐,肥胖也被认为是诱发疾病的重要因素。静脉曲张在以下几种疾病中发病较早提示了遗传因素的重要性,包括 K-T 综合征、先天性结缔组织发育不全、FOXC2 基因突变、常染色体显性遗传病合并皮质下梗死和白质脑病等。一些研究已经开始评估包括静脉曲张和 VLU 在内的 CVD 形成的潜在基因基础。

尽管引发 CVD 的特殊基因仍不明确,但还是有研究支持该疾病的遗传倾向。已有研究开始评估铁代谢和纤维蛋白交联在溃疡的病理机制中起的作用,CVI 与铁负荷过量、血黄铁质沉积、组织损伤导致的自由基形成和皮肤溃疡的进展有关。XⅢ因子是一个重要的交联蛋白,在溃疡的愈合中扮演着重要的角色。基于这些观察发现血色沉着病有关的基因和 XⅢ因子在 CVD 患者中发生了突变。血色沉着病 282YC(HFE)因子突变和确定的 XⅢ因子 V34L 基因变体可能会增加 VLU 发生的风险。

二、发病原因假说

关于 VLU 形成的原因,学者们提出了很多种理论。实际上 VLU 的成因很复杂,这些仅仅是假说而已,简要概述如下。

1. 静脉瘀血学说

下肢静脉曲张随着病程的进展,静脉压力逐渐增高,形成静脉高压。静脉高压对皮肤表皮和真皮长期持续刺激、损伤,造成皮肤的慢性炎症,称为静脉瘀积性皮炎。损伤的主要原因可能是大分子和红细胞产物外渗至真皮组织间隙,造成继发炎症反应。相关的临床表现包括皮肤增厚、肿胀和硬结、足靴区组织破损伴溃疡形成。被称为静脉疾病之父的 John Homans 在 100 多年前就对 VLU 的病因和治疗做了深入的研究，提出了静脉炎后综合征这一概念，并指出：静脉壁的扩张和瓣膜的破坏造成静脉压力的进一步升高，从而造成皮肤和皮下组织氧合和营养情况发生变化。他将静脉瘀血形象称为"血管在停滞的血液中沐浴"，并推测瘀滞的血液使皮肤和软组织缺氧，进一步形成 VLU。

2. 动静脉瘘学说

Alfred Blalock 在分析 CVD 患者股静脉、大隐静脉血液标本时发现，CVD 患者静脉血中氧含量要高于正常人同部位静脉血样本。他认为唯一可以解释这一现象的原因是动静脉瘘的存在所致。最近有学者为此提供的理论依据是：B 超提示80% 曲张的浅静脉存在搏动性血流，并且用热像仪能找出这些动静脉瘘的位置。但此学说迄今没有被证实，动静脉瘘究竟是 VLU 的原因还是其后果，尚未有研究报道证实。

3. 纤维袖套学说

在正常情况下白蛋白可以从毛细血管向外渗出，而纤维蛋白则受到严格的限制。当下肢静脉高压时，毛细血管通透性增加，使组织间纤维蛋白浓度增加 2 倍以上，而溶纤维蛋白的能力却无增强，并可发现有 α- 抗纤维蛋白溶酶的存在，纤维蛋白沉积在毛细血管壁周围形成一层鞘状结构，在毛细血管和其临近组织间筑成一道屏障。使物质交换减慢或停顿，从而使组织细胞缺氧和坏死。静脉高压时组织清除纤维蛋白的能力下降，从而导致皮肤增厚、硬结形成等皮肤营养障碍。组织学研究发现，静脉壁细胞外基质变化，同时明确了真皮间隙中的胶原蛋白沉积以及血管周围的组织袖套。细胞外基质包括 Ⅰ 型和 Ⅲ 型胶原蛋白、纤连蛋白和玻连蛋白、层粘连蛋白、键糖蛋白和纤维蛋白。同时发现通过加压可使纤维蛋白"袖套"逐渐消退，这既显示了他们之间的组织学关联，也表明纤维袖套的形成未必是一种发病机制。

4. 白细胞嵌陷学说

血液通过微循环，由动脉侧流向静脉侧，依赖于动静脉压差、血管阻力和血黏度等因素。白细胞虽然在血液中为数甚少，大小也与红细胞相似，但其内部的黏度和变形时间要比红细胞高出 2 000 倍。由于受流变作用，白细胞被排到血流边缘，离开血流中心轴，紧靠内皮细胞翻转流动，白细胞会发生嵌陷或丢失现象。在静脉高压的患者中，这种嵌陷现象更加严重。嵌陷的白细胞会释放出一些酶，损坏毛细血管后微小静脉管壁，而毛细血管后微小静脉的数量和表面积远大于毛细血管前的微小动脉，因此毛细血管后微小静脉在液体和溶质的交换中，发挥十分重要的作用。白细胞嵌陷于毛细血管后，可引起微循环内的炎性反应，使纤维蛋白聚集，并由纤溶酶和白细胞弹性蛋白酶释放出血管活性物质,使局部血管扩张和炎性充血,进一步形成 VLU。但是,需要指出的是白细胞的活动仅仅是形成溃疡的一系列细胞体液反应的一部分,并不是全部原因。

5. 淋巴回流障碍学说

组织间过量的液体和小分子物质,均通过淋巴管引流,所以淋巴管的通畅在维持组织间体液平衡,以及正常的细胞内环境等方面起着十分重要的作用。在肢体静脉高压时,淋巴管的回流量显著减少,即可造成组织间隙内体液积聚,并进一步影响腓肠肌泵功能。

第三节　局部治疗措施

下肢静脉曲张形成 VLU 时,由于溃疡处皮肤的完整性遭受破坏,极易感染,进一步加重病情,延长溃疡的愈合时间,因此局部伤口的科学处理对促进溃疡的愈合至关重要。局部治疗的原则是控制感染和恢复皮肤的完整性,除常规清洁伤口外,目前临床上主要的治疗有局部手术、物理治疗和皮肤移植等。

常规创面清洁包扎

清洁创面的目的是去除坏死组织,控制局部感染,为溃疡的愈合创造适宜的环境。静脉疾病导致的局部溃疡是由静脉瘀血所致,故在清洁创面时,除了一般清创的无菌原则外,还需注意以下几点。

1. 清洁伤口

VLU 溃疡面往往有较多的分泌物,不宜直接消毒,应用 0.9% 氯化钠溶液冲洗,既可以有效冲刷伤口表面的分泌物,也可以保持伤口的生理性湿润,有利于细胞迁移和基质形成,通过促进自溶性清创来加速伤口愈合,亦减轻疼痛,为进一步清创奠定基础。皮肤消毒剂络合碘由于不含酒精,对皮肤刺激性较小,适用于溃疡周围皮肤的消毒,可以有效杀灭溃疡面的细菌,创造良好的局部微环境,但由于消毒剂对成纤维细胞具有毒性作用,故不可直接用于创面消毒,应尽量避免。

2. 清除坏死组织

对创面的坏死组织最好采用小量、多次的清除方法,不宜进行一次性的彻底清除。清创时不宜使用局麻药物,以免造成组织的进一步坏死。对于溃疡边缘的隆起不规则组织应取病理活检,以排除皮肤恶变。

3. 局部药物使用

对于局部溃疡表面是否使用抗生素,目前还存在争议。有学者认为,VLU 患者局部循环差,增加机体对抗生素的过敏和其他不良反应的概率,且局部感染并非是溃疡加重的主要因素。另有学者认为,抗生素应用可以较快控制局部感染,有利于创面的愈合。目前临床上,在局部使用 XIII 因子后溃疡渗液明显减少,实验研究发现 XIII 因子可以减少血管内皮通透性,促进溃疡愈合。故笔者认为,在无侵入性感染时,无局部使用抗生素的必要。

4. 外用敷料的选择

选择合适敷料的对 VLU 的愈合十分重要。应选择能够吸收伤口渗液和保护溃疡周围皮肤,且易于固定、剪切力和摩擦力小、不宜引起额外组织损伤的敷料。研究表明多种水解胶体和泡沫敷料可以有效引流伤口。水解胶体闭合性敷料能维持伤口湿润的环境,使用中患者感觉舒适,且有利于伤口肉芽组织上皮化,但目前并无文献资料可以证实其可以提高 VLU 治愈率。

对于伴发感染的溃疡,银离子敷料可以有效控制感染,银离子敷料应用的理论基础是湿性愈合理论,利用创面的湿润环境减少组织坏死、加速新生上皮形成、强化各种生长因子对伤口内组织细胞的修复,因此具有抗感染、促进创面肉芽形成、上皮增生的作用,有利于慢性创面的愈合,减轻患者治疗过程中的痛苦,且无不良反应。银离子敷料减轻疼痛的原因在于其保护了裸露的神经末梢,简化了换药流程和次数,只要擦去明显溢出的分泌物及未成形的凝胶成分,填入修整好的敷料即可,避免了反复采用纱布或纱球清洁损伤转移的上皮及新生肉芽,减少了对神经末梢的刺激,同时缩短了单次换药所花费的时间。虽然银离子材料单次换药的费用较高,但由于明显减少了换药次数,所以在总的治疗费用上并无明显提高。根据现代伤口湿性愈合理论,常用的消毒药剂如碘酊、碘伏、次氯酸钠液、过氧化氢等均能破坏伤口愈合的成纤维细胞,影响伤口血流速度,损伤刺激伤口的神经末梢导致不良症状。由于银离子敷料良好的抑菌性,降低了创面细菌的繁殖速度和浓度,有利于慢性创面的早期愈合。

5. 加压包扎

VLU 的主要原因是下肢静脉高压,经过换药等处理措施后,创面最好应用弹力绷带进行包扎,这样可以减少局部的静脉瘀血,促进溃疡的愈合。

（崔佳森 尹扬军）

第四节　局部溃疡的处理

一、物理疗法

常用的物理方法有低能量激光照射治疗、低频超短波仪照射治疗等。应用上述仪器局部照射创面可促进局部组织血液循环,增加组织代谢,从而起到加快创面愈合的作用。

超短波治疗是基于超短波电疗对下肢局部炎症水肿有良好的抗炎脱水作用,它可通过改善病灶神经营养和神经功能状况,消除组织酸中毒,降低炎性组织兴奋性,减少炎性渗出液。紫外线照射不但可以促使溃疡表面坏死组织脱落,刺激肉芽及上皮生长,改善局部及周围血液循环,同时对局部表浅的炎症具有消炎抑菌、促使皮肤免疫因子释放、控制感染等作用。采用两种疗法综合治疗,可改善血液和淋巴循环,使炎性病灶迅速局限化,从而排出病理产物和细菌分泌毒素。能使巨噬细胞系统和白细胞吞噬能力增强,结缔组织再生过程加强,肉芽组织生长良好,因而使炎症局限和加速溃疡愈合。该疗法具有疗效明显,无副作用,操作简单等优点,便于临床应用。

二、手术治疗

1. 溃疡周围经皮缝扎术

(1)治疗目的:溃疡周围经皮缝扎术将溃疡周围的皮肤和皮下组织进行缝扎,旨在解除下肢静脉系统瘀血和高压,从而达到阻断血液反流、降低静脉压力的目的。尤其是溃疡周围的缝扎及溃疡区的缝扎有利于溃疡愈合。

(2)治疗要点:在溃疡周围经皮间断7号或10号丝线,在溃疡周围左多个经皮单纯间断缝合,减张缝扎,缝合深度深达筋膜,范围选择溃疡周围有色素沉着、皮下浅静脉扩张区域。溃疡清创后用凡士林油纱布覆盖缝合伤口,防止敷料粘连,嘱患者下肢抬高,并予以口服静脉活性药物协同治疗。

(3)注意事项:此手术在操作简便易行,不需要特殊设备条件,属于常规手术。但需要注意的是在合并血栓性静脉炎或溃疡面感染严重时,须在基本控制炎症反应急性期后再行手术。由于溃疡周围皮肤常合并水肿、静脉瘀积性皮炎,皮肤韧性较差,故缝扎后极易造成皮肤的切割伤,需注意在缝扎处做好减张措施。

2. 植皮术

(1)治疗目的:近年来,随着整形外科学的发展,对创面面积大、经换药或手术处理后创面肉芽组织新鲜的患者可以考虑进行植皮术，以改善患者局部外观，提升患者远期生活质量。目前，临床上常用的静脉性溃疡的植皮方法有游离皮肤移植术、皮瓣移植术和人类皮肤替代品移植术。邮票植皮或点状植皮成活率高，对创面的愈合有积极作用。不足之处是，一旦植皮失败，将使创面扩大，进一步加重病情。

（2）手术方式：①游离植皮术：在溃疡创面的感染被控制、肉芽形成后，可采用游离植皮术采用自身片状皮肤进行移植。沿溃疡周边约1 cm切取溃疡面老化的痂皮及肉芽组织，用刀片搔刮创面底层至新鲜组织。取纱布图样后，用滚轴式取皮刀在同侧大腿外侧取一与溃疡面大小一致的薄厚或中厚皮片，皮片戳孔后（防止皮片下积液），整张缝合于溃疡边缘。弹力绷带整个下肢加压包扎。术后口服抗血小板药物，鼓励患者早期离床活动，以防止深静脉血栓形成。皮片成活1周后，改穿弹力袜。②皮瓣移植术：早在1916年，Homans就推崇植皮术。手术在止血带下进行，彻底切除迂曲、扩张的静脉和结扎穿通支静脉。切除溃疡周围变性、硬化的组织，以保证患区的血液供应。按要求处理皮瓣。彻底止血，引流和压迫包扎，均获满意效果。此外，还有血管游离皮瓣移植术，但应具备显微外科技术。③人类皮肤替代品移植术：近年来，生物技术快速发展，人类皮肤替代品开始应用于临床。组织工程皮肤替代品是一种表皮胶原基质层，包含角质化细胞和真皮基底膜，是一种包含成纤维细胞的生物工程产品，角质化细胞和成纤维细胞来源于新生儿的包皮。该产品的应用使皮肤溃疡从解剖修复进入生理修复的时代称为可能，同时为大面积难治性静脉溃疡的治疗带来希望。

（3）注意事项：①植皮术须在控制感染，待创面清洁、彻底止血后进行，以增加移植皮瓣的成活率，加速愈合。②根据溃疡大小从供皮区取相应面积的薄断层皮片，将皮片角化层面黏贴在凡士林纱布上，制备成小邮票状备用。③对溃疡创面进行彻底的扩创，修整肉芽使其平整，以保证移植皮肤与创面紧密贴合。④用0.9%氯化钠溶液及碘附反复冲洗创面。⑤以无菌油纱布覆盖受区皮片，油纱布上再覆盖多层网眼纱布，用绷带加压包扎。⑥术后患者需卧床，抬高患肢，踝关节处较大的植皮可使用夹板固定制动，全身用抗生素3～5 d，5 d切口换药，暂不打开植皮区打包缝合线，并在生理盐水纱布湿敷后拆除打包缝合线。换药后继续加压包扎，12～16 d撤去敷料。

三、高压氧疗法

高压氧促进毛细血管的开放和功能恢复，提高血氧分压、组织氧分压和有效血氧弥散半径，并能促进物理溶解氧，增加了血氧含量及氧储量，因此可有效地改善闭塞血管远端组织的缺氧状态。高压氧可加速毛细血管增生和侧支循环的建立，改善毛细血管的通透性,有效阻止血浆、水分的外渗,减轻局部水肿,增加患肢的血供;并能使红细胞氧合作用增加,血液黏度和细胞凝聚活性下降。改善神经组织缺血、缺氧状态,神经膜细胞活力增加,加速了细胞的有丝分裂和髓鞘的形成。高压氧可提高溃疡局部一氧化氮浓度,促使局部生长因子发挥良好作用,促进组织的更新,加速溃疡愈合疗效明显。高浓度的组织氧还可抑制厌氧菌的生长及毒素产生,有利于控制感染,促进炎症消散,加速组织修复,同时亦可促进药物吸收,缩短病程,从而有效防治溃疡。

高压氧疗法在 VLU 的应用是将患者需要治疗的部位置于高压氧舱内,强化进行供氧,尤其适用于溃疡愈合缓慢、局部水肿明显的患者。国外有学者报道慢性血管性溃疡患者在经过高压氧治疗后,由于溃疡的愈合,患者远期生活质量得到了显著提高。

（崔佳森　尹扬军）

第十二章　手术并发症及处理

第一节　下肢水肿

一、发生原因

下肢水肿是下肢静脉曲张术后最常见并发症,也是常见临床症状。临床上发现患者出现下肢水肿时,需先鉴别属于局限性水肿还是系统性水肿,术前纠正以及积极预防,并视其病因采取相应不同处理方法。

下肢水肿可分为局限性与系统性。系统性下肢水肿常在心、肝、肾等器官功能不全以及营养不良等情况下发生,术后出现此类水肿常可并存多浆膜腔积液,如心包积液、胸腔积液或腹腔积液,常系有重要器官基础疾病患者手术应激所致,在下肢静脉曲张手术后发生率较少。而下肢静脉曲张手术后常见为局限性水肿,其病因多为静脉源性、淋巴源性以及感染源性。

静脉源性下肢水肿术后多为患肢凹陷性水肿,左侧多见。静脉性瓣膜功能不全致使静脉反流,或静脉主干回流阻塞导致局部静脉压增高,导致毛细血管静水压升高,组织液滤出大于重吸收,组织液潴留致使肢体肿胀,此类患者常术前并存下肢水肿,单纯下肢静脉曲张手术后并不能改变深部病变,术后水肿很难改善甚至可能加重,水肿持续存在则可能伴发皮肤营养改变所致的色素沉着、瘀积性皮炎,重者出现内踝区溃疡。下肢 DVT 是急性静脉源性水肿最常见的原因,与术中损伤股静脉、错误结扎、髂股段狭窄阻塞并血液高凝、包扎不当以及长期制动等因素有关。血栓形成后,静脉管腔内血液瘀滞积聚,组织间液快速增多,患肢急速肿胀,皮肤张力增高,下地活动后因重力作用体液潴留更重致症状加重,并可出现血栓脱落继而肺栓塞。慢性静脉源性水肿多见为深静脉瓣膜反流或血栓后综合征导致的静脉功能不全以及髂静脉受压或闭塞,下肢水肿病程缓慢进展,后期可伴盆腔静脉以及腹壁静脉代偿性扩张,部分患者并发盆腔瘀血综合征。

淋巴源性下肢水肿常与术中淋巴管损伤相关。由于淋巴管系淋巴回流障碍,导致淋巴液潴留,继而引起淋巴管扩张并瓣膜功能损害,长时间的瘀滞可造成肢体的皮下脂肪纤维不可逆增厚(象皮肿)。下肢淋巴系统分为深浅部分,腹股沟浅淋巴结以及腘浅淋巴结是重要的浅淋巴系统汇入点,并与深部淋巴系统通过淋巴管道相勾连吻合。在传统手术中,腹股沟切口高位结扎大隐静脉时,因大隐静脉与淋巴管束多向交叉,并因皮下脂肪的不同厚度,常易损伤局部淋巴管束;其他部位切口同样会不同程度地损伤切口区域的淋巴管道,导致淋巴引流受阻,出现患肢不同程度的继发性淋巴水肿。值得重点指出的是 Cockett 区域的手术操作,如腔镜下深筋膜下穿支结扎术极易损伤与穿通静脉紧密相关的腹内侧束浅淋巴管以及深部淋巴管,术后常并发严重的足背内踝区域水肿。

术后切口感染是感染源性水肿常见原因,常因局部血肿、淋巴漏等液体积聚条件下,合并表皮定植细菌感染,增加局部组织液滤出,并受炎性因子趋化影响,毛细血管通透性增加,多种因素累加导致切口局限性水肿,并有皮肤发红、皮下硬结、皮温升高的症状伴随。

其他少见原因所致的下肢水肿如黏液性水肿、药物性水肿、特发性水肿、血管神经性水肿,下肢静脉曲张手术后较少发生。

二、临床表现

肉眼可见的下肢肿胀即可诊断下肢水肿。查体可提示皮肤按压时凹陷,皮肤张力增加,皮肤透亮度增加,并可与健侧对比其周径差异。病程在 4 周内为急性水肿,病程超过 4 周的为慢性水肿;按其轻重程度以及范围也可有相应分级(见表12-1-1)。

表 12-1-1　下肢静脉曲张水肿分级表

分级	程度	范围				皮　肤	渗　液
		足	小腿	膝	大腿		
0	无	-	-	-	-	正常	-
1	轻度	-	+	-	-	可折叠	-
2	明显	+	++	-	-	勉强折叠	-
3	显著	++	++	+	-	不可折叠	-
4	严重	++	++	++	+	不可折叠并有皮下组织炎	+

注:足部,+:表示仅累及足背部;++:表示累及足背以及足趾。小腿,+:表示仅累及胫前;++:表示累及小腿以及后踝滑车部位。

1. 急性水肿的表现

术后急性水肿常表现为急性下肢 DVT,患肢肿胀明显,患者常诉严重胀痛,下地活动加重,血栓累及髂股静脉者表现为全下肢肿胀,股三角区有压痛以及疼痛,患肢皮温明显升高;累及小腿深静脉或腘静脉者表现为小腿剧痛,患足不能着地,Homans 征(踝关节过度背屈时小腿剧痛)多阳性。由于下肢静脉曲张术后患者浅静脉即大隐静脉已被破坏,远端深静脉血液无法通过浅静脉侧支回流,所以发生 DVT 后病情多迅速进展,且容易并发股白肿以及股青肿,引起灾难性后果。临床偶有发生术中股静脉被误扎,同样可表现为急性全肢型下肢水肿,深静脉多普勒超声可有助于确诊。部分患者因术后弹力绷带包扎不当所致急性远端肢体水肿,为一过性,调整压力后常可短期内恢复。

2. 慢性水肿的表现

术后慢性水肿病程缓慢进展,下肢肿胀常由远端低垂位开始出现,逐渐向上蔓延,常呈现晨轻暮重,长期站立可加速水肿进程。静脉源性水肿早期抬高肢体可改善水肿,病程后期组织间纤维化转为非凹陷性水肿,常伴有浅静脉曲张复发,肢体明显沉重感,并可出现色素沉着、瘀积性皮炎以及内踝足靴区溃疡等并发症。淋巴源性水肿有反复零淋巴管炎或蜂窝织炎发作倾向,随着疾病进展,组织从凹陷性水肿变为非凹陷性水肿,并常伴有过度角化和乳头状瘤病(鹅卵石样变和岩石样纹理)。Stemmers 征阳性是慢性淋巴水肿的一个诊断体征,即第二趾基底皮肤折叠处增厚,不能上抬或上抬困难。

三、处理措施

通过细致的观察、体格检查、放射学和实验室检查,术后下肢水肿可早期诊断并较易得到正确的病因诊断,对因治疗即可获得良好预后。

1. 急性水肿的治疗

术后不当加压包扎所致急性远端水肿临床常见,术后包扎时应暴露足趾及足前部分,患者有患肢紧胀等不适诉求时应注意检查绷带压力强度并及时调整,避免静脉瘀滞后影响动脉血流而造成肢体坏死。DVT 所致急性下肢水肿可通过多普勒超声明确,建议早期给予积极处理,但应兼顾手术创面出血以及溶栓两者之间的权衡,具体治疗可见本章第四节。

2. 慢性水肿的治疗

压力治疗是慢性下肢水肿的基础治疗,选择合适的加压材料以及恰当的压力梯度是保证治疗效果的关键(具体方法见本书第五章)。有症状髂静脉受压综合征既往常开放手术行髂静脉重建。目前,腔内治疗不推荐单纯球囊扩张,评估明确必要时置入支架解除压迫改善静脉回流,可有效缓解下肢水肿并可有良好支架远期通畅率。

对于淋巴水肿,其治疗目标为周径变细,皮肤皮下组织变软,淋巴水肿不发展,丹毒不复发或发作频率降低,维持患肢良好的功能。在淋巴水肿的非手术治疗选择中,注重日常保养,间歇性充气加压治疗以及国内较推崇的烘绑治疗均可达到良好的效果;而严重的淋巴水肿选择手术治疗时,应遵循其病理生理状态。当部分淋巴管或引流静脉管通畅时,应优选局部淋巴结静脉吻合或淋巴管旁路等手术方式改善局部引流;当淋巴引流完全阻塞并出现硬皮改变时,应选择脂性淋巴水肿抽吸术并加用个体化的压力治疗。有一部分患者往往存在下肢淋巴管静脉混合病变,可采取先改善静脉回流,后改善淋巴回流的方式或分期联合切除术。

合并水肿患者常易并发感染,应早期改善局部循环,并观察局部情况有无红肿热痛以及淋巴管炎的典型"红线征",积极选用针对革兰阳性球菌为主的敏感抗生素,如大剂量青霉素可获得良好疗效。使用血管活动药物可促进炎症介质的吸收,改善血管内皮功能,消除肿胀以及瘀血状态。但需要提示的:利尿剂不适用于局限性水肿的治疗。

四、预防措施

术前充分的评估、术中细致的操作以及术后良好的护理是预防下肢水肿的关键措施。术前需充分明确深静脉情况,合并髂静脉病变患者必要时可优先处理阻塞性病变;术后适当抗凝以及适度的弹力加压是合理的预防手段;而术中应重视腹股沟大隐静脉钩区的处理,可有效减少静脉损伤以及淋巴管损伤,顺皮纹切口与横行切口对腹股沟淋巴引流影响有所不同。选择良好定位的小切口以及适度钝性分离可减少破坏淋巴结网(图 12-1-1)。远端小切口钩剥曲张静脉可减少淋巴管的损伤。而目前随着腔内消融技术以及硬化疗法的快速进展,钩区无须切开即可

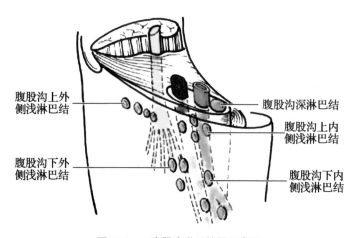

腹股沟上外侧浅淋巴结

腹股沟深淋巴结

腹股沟上内侧浅淋巴结

腹股沟下外侧浅淋巴结

腹股沟下内侧浅淋巴结

图 12-1-1　腹股沟淋巴结网示意图

腔内闭合,可充分避免手术副损伤。

对于慢性肢体水肿,避免肢体不可逆性象皮肿形成的重点在于早期治疗。显微外科技术结合相应保守治疗的综合治疗方法,是目前较为理想的选择。如何顺应血流动力学的改变以及如何结合抗凝治疗和抗感染治疗,需要进一步的临床以及基础研究。

（黄小进　徐益鸣）

第二节　皮肤烫伤

一、发生原因

静脉曲张微创治疗中的静脉腔内激光闭合术、微波治疗及静脉腔内射频消融闭合术等常用方法均是通过热损伤达到治疗目的。足够的热量传导至静脉壁十分重要。但功能过大,皮肤烫伤发生率随之增加。

激光腔内治疗主要利用激光导致血液沸腾产生的蒸汽气泡引起静脉壁热损伤,静脉壁蛋白质或酶变性失活,组织气化,破坏静脉壁结构,静脉壁纤维化修复、收缩闭合,最终闭合静脉达到治疗目的。静脉腔内射频闭合术则是通过射频发生器和电极导管产生热能,使静脉内膜剥脱及静脉中层和壁内胶原变性,继发静脉腔内纤维化,从而导致静脉腔直径皱缩。而微波静脉腔内凝固术是利用微波对组织热凝固效应,将微波辐射器直接作用于静脉腔内血管壁,使其产生一定穿透性的高温将组织凝固,继而使血管腔逐渐纤维化,最终闭锁。以上治疗方式均是通过热损伤达到静脉闭塞的目的,发生皮肤烫伤的原理基本相似。其中,腔内激光治疗的效果主要受到手术操作者操作技能及手术操作习惯而决定,光纤头端容易穿破血管,头端温度较高,对周围组织燃烧、凝固、汽化和结炭现象,极易出现皮肤烫伤。射频热电极和一个感应温度的热电耦电极会呈伞状散开与管壁接触。头端温度升高达 85℃后即可工作状态,热能的穿透力 1 mm 左右,术后热损伤程度相对轻于静脉腔内激光闭合治疗。

如何量化治疗过程中的激光功率成为热点问题。研究表明 EFE 超过 31.8 J/cm² 时,会造成静脉壁穿孔,在治疗中可能发生皮肤灼伤。术前根据 B 超测量血管直径,并计算出相应 EFE 值后决定不同部位的激光输出率和光纤移动速度,进行个体化治疗,应能够在很大程度上减少手术后的并发症。另外部分研究认为,体内特别是肿胀状态下,静脉周围组织对能量的吸收有一定的缓冲作用,能够降低皮肤烫伤的发生率。

EFE 计算公式：

$$EFE(J/cm^2)=LP(W)\times IT(s)/VS(cm^2)$$

LP：激光功率（W）；IT：激光发射时间（s）；VS：静脉壁面积（cm²）

二、临床表现

大隐静脉主干大腿段及小隐静脉主干起始段位于深筋膜表面，皮下脂肪层厚，光纤头端位于血管腔内时局部高温造成血管壁周围脂肪组织间接损伤；光纤头端穿透静脉壁时部分血液流出血管壁外，血液高温气化过程中对血管壁周围组织造成直接、间接双重损伤。轻者术后短时间会出现皮肤红肿热痛等无菌性炎性表现，严重时皮肤表面局部坏死，一般为Ⅱ°烫伤。

膝下曲张浅静脉一般紧贴皮下真皮层，且小腿脂肪少，在使用激光光纤时能量过大，或者光纤头端的方向控制不好紧贴皮肤，光线移动速度过慢，容易出现皮肤灼伤，主要是点状烧伤，多为Ⅱ°烫伤。

局部明显曲张团块处皮肤质量较差，有时术者会为过度追求手术效果，激光输出率过大、光纤移动速度过慢或光纤头方向欠佳，均易造成皮肤烫伤；足踝区皮肤烫伤一般较轻，但是该部位包扎或压迫过程中容易受力不均，压力损伤可进一步加重组织损伤，易造成皮肤全层损伤。

三、处理措施

静脉曲张治疗过程中造成的皮肤烫伤，一般为点状，区域局限，多数可自愈。术中发现出现皮肤烫伤可用冰袋加压降温，降低局部的热损伤。术后无菌性炎症较重，烧灼感重，可涂薄层油脂（喜疗妥软膏等）。

轻度烧伤主要为创面处理，包括清洁创周健康皮肤，创面可用苯扎溴铵或氯己定清洗，水疱完整时应尽量保留，水疱大者可用消毒空注射器抽液。水疱皮可充当生物敷料，保护创面、减痛，利于创面愈合。如水疱皮脱落，可以无菌油性敷料包扎。如创面已感染，应勤换药，清除脓性分泌物，保持创面清洁。对于脂肪组织较多，大腿段或肢体后侧的皮肤Ⅲ°烫伤，若点状烫伤或面积较小时，可很快被健康皮肤覆盖；若烫伤区域较大时，应选择外用抗菌药物，如碘伏等。外用抗菌药物只能一定程度抑制细菌生长，烫伤组织由开始凝固性坏死经液化到健康组织分离需 14 ~ 21 d，在这一过程中随时都存在侵入性感染的可能，故临床上多常规预防性应用抗生素。

四、预防措施

1. 重视术前准备及术前标记

术前准确标记曲张团块，同时需了解各部位曲张静脉团块周围的皮肤状况及曲张程度,以便术中选择合适穿刺点及准确控制光纤的方向、深度,尽可能保证光纤在管腔/血管内走行,避免光纤穿透血管壁,造成皮肤烫伤。

2. 提高手术水平

术中根据手术部位及皮肤选择不同的输出功率、光纤移动速度及调整光纤头的烧灼方向、深度,精确控制对静脉壁的损伤,进行个体化治疗。对于膝关节以上和以下采用不同的功率,膝上功率大于膝下功率;曲张血管直径大、迂曲明显可加大输出功率;胫前皮肤等皮肤较薄弱处或遇到静脉表浅处应减少功率;光纤回撤速度均匀,停留时间不宜过长。目前激光治疗过程中多选择重复脉冲模式,功率12 ～ 14 W,大腿段14 W,小腿段12 W,迂曲明显处14 W,持续1 s,间隔1 s,经红色指示灯确认后,发射激光同时缓慢回撤光纤,回撤速度0.2 ～ 0.5 cm/s,直至据穿刺点1 cm处停止发射激光,以免烧灼皮肤。

3. 妥善处理治疗部位

发射激光后适度冰袋压迫治疗部位,减轻局部周围组织的热损伤。在静脉曲张明显凸起接近皮肤部位,血管两侧的皮肤和皮下组织向中央轻轻挤压,减少皮肤的损伤。必要时皮下注射0.9%氯化钠溶液产生隔热效应。术中及术后弹力加压包扎过程中要用力均匀、适度,避免压力加重皮肤损伤。

(牟德堂　郝玉军)

第三节　神经损伤

一、发生原因

神经损伤是下肢静脉曲张手术治疗后出现下肢麻木的主要原因,最易损伤的神经为隐神经和腓肠神经损伤,股神经及胫神经较少发生损伤,神经损伤的常见原因如下。

1. 机械性损伤或热损伤

(1)隐神经:隐神经伴随股浅动脉下行,入收肌管,在收肌管下端穿出,行于缝匠肌与股薄肌之间的浅表组织,在膝关节内侧穿深筋膜,伴随大隐静脉下行,其分支分布于髌骨下方,小腿内侧和内踝处。膝上段隐神经位于大隐静脉后面较深的位置,被皮下脂肪分割,损伤一般较少发生。膝下段隐神经逐渐变得表浅,并且与大隐静脉伴行,该段隐神经分支可包绕大隐静脉及其分支。

传统大隐静脉高位结扎/抽剥术去除膝下段大隐静脉时,很难避免损伤隐神经及其分支,特别是自腹股沟向脚踝方向抽剥时,隐神经分支易连同大隐静脉分支被一起撕脱。在腔内激光或射频治疗时,从膝关节平面开始向下,静脉壁变薄,易被穿透;或因后撤速度慢,局部产热过高,局部热效应损伤伴行的隐神经。

（2）腓肠神经:腓肠神经在腘窝处起自于胫神经,位于腓肠肌外侧的深筋膜内,然后在小隐静脉外侧行于腓肠肌两侧之间,在小腿中 1/3 加入腓总神经分支,穿透深筋膜至浅表组织。腓肠神经穿过深筋膜可与小隐静脉伴行或在其后方,少数也可出现在其前方,在外踝的后方腓肠神经向前转向足外侧和小脚趾。支配小腿后半部分、脚背外侧及小脚趾皮肤。因此,伴有小隐静脉曲张的患者行手术治疗时,易出现腓肠神经损伤。

（3）腓总神经:腓总神经在小腿上端外侧位置表浅,绕经腓骨颈时,与周围组织关系密切,活动性较小,且神经内支持组织较少,神经束较粗大,这些解剖学特点使其在术中更易受到损伤。腓总神经损伤的主要原因是在腘窝处分离小隐静脉与腘静脉交接处时,过度牵拉、压迫腓总神经;或在小腿上端外侧腓骨颈附近分离曲张静脉时,未紧贴静脉管壁进行,分离过深、过广,盲目钳夹、大块结扎组织,或应用电凝止血导致。

2. 其他原因

止血带的使用也可能增加神经损伤发生率,因为止血带直接压迫,导致局部缺血,同时在无血流情况下操作,静脉和神经肉眼不易区分。同时,术中患者如长时间取固定体位或术后绷带加压过度,可导致神经水肿,甚至缺血坏死,特别是位置较表浅的经过腓骨小头处的腓总神经。术中下肢皮肤切开时也可因皮神经被直接切断而产生皮肤麻木的症状。

二、临床表现

静脉曲张手术造成的下肢麻木因损伤神经不同而异:①隐神经损伤主要表现为麻木、刺痛、烧灼痛,也可表现为感觉减退、感觉异常,甚至感觉敏感,典型的隐神经损伤表现为膝下小腿前内侧或内踝上方皮肤麻木感。②仅皮神经损害可表现为小片状皮肤麻木感。③腓肠神经损伤时表现为小腿后半部分、足背外侧及小脚趾麻木。④腓总神经损伤表现为小腿前外侧、足背及第 1 与第 2 趾骨间背侧皮肤麻木,运动神经受损可伴有运动障碍。

三、处理措施

多数患者的神经损伤为一过性损伤,术后 4～6 周多出现自愈趋势,皮肤麻木的区域随逐步缩小至消失,一般不影响患者术后生活质量,但部分患者症状持续半年之久,少数患者甚至会终身遗留麻木。轻度的麻木可以使用营养神经药物及物理治疗，严重者需酌情使用高压氧、电刺激、神经生长因子治疗，甚至需要通过显微外科进行神经修复。对于严重的神经损伤修复是一个漫长而复杂的病理生理过程，随着材料科学、纳米技术、药物靶向技术、干细胞技术、基因工程技术等多学科的不断发展和渗透，神经损伤修复将来一定会取得突破性进展。

四、预防措施

1. 隐神经损伤预防

术者除了需要熟练掌握下肢前静脉及神经的解剖知识，并具体娴熟的技巧外，需要注意以下几点：①隐神经多位于大隐静脉主要分支汇入处，从腹股沟向脚踝方向抽剥，代替从脚踝到腹股沟方向抽剥，后采用内翻式剥脱，防止隐神经连同大隐静脉分支被一起撕脱，不应为避免神经损伤而仅抽剥膝上段大隐静脉。②可在膝下段更换为较小的抽剥器头端，减少神经损伤。③射频消融、激光闭合可减少对神经的机械性损伤，同时在射频消融或激光闭合时沿大隐静脉走行注射肿胀液，在小腿段减小激光或射频功率，加快后撤速度，可减少对神经的热损伤。④选择性剥除大隐静脉，对膝下段联合硬化剂注射治疗。

2. 腓肠神经损伤的预防

存在小隐静脉曲张时，术前必须行腘窝彩超检查以明确小隐静脉与腓肠神经直接的解剖关系；联合硬化剂注射治疗可减少对神经的机械性损伤。

3. 腓总神经损伤预防

具体预防措施：①在腘窝横处分离、切断、结扎小隐静脉时，避免过度牵拉压迫腓总神经；②在小腿上端外侧腓骨颈附近分离曲张隐静脉时，紧贴静脉管壁操作，不宜分离过深、过广，避免盲目钳夹或大块结扎组织，慎用电凝止血；③术中避免膝关节长时间屈曲、外展，术后加压包扎时，腓骨小头处也不应包扎过紧。

（王晓天 陈 灿）

第四节 诱发血栓

下肢浅静脉曲张手术后并发下肢深静脉血栓形成（low extremity deep venous thrombosis, LDVT）的发病率逐年上升，达 0.54% ～ 5.3%。下肢浅静脉的结扎、抽剥和闭合使患肢失去了建立侧支循环的主要通路，因此，此类 LDVT 起病急，症状重，血栓蔓延迅速，治疗时间长，预后较差，严重影响患者肢体功能和生活质量，其至并发肺栓塞危及生命,已成为下肢浅静脉曲张术后的重要并发症之一。

一、发生机制

下肢浅静脉曲张术后发生 LDVT 的原因是多方面的,但均建立在 Virchow 提出的静脉血流滞缓、静脉壁损伤和血液高凝状态这三大基础之上,其中手术操作不当是诱发 LDVT 的重要危险因素。

1. 术前相关危险因素

(1)合并高龄、肥胖、高血脂、高血糖、高血压等基础疾病的患者,由于糖类代谢、脂代谢异常造成血小板功能异常,降低了体内抗凝和纤溶活力,使血液处于高凝状态,明显增加了 LDVT 发生概率。

(2)合并严重慢性静脉功能不全(CEAP 分级 V、VI级)、左髂静脉受压综合征或有下肢血栓病史患者,浅静脉结扎、抽剥和闭合后加重深静脉负担,诱发或加重下肢静脉回流障碍,静脉壁承受压力增大,静脉内皮细胞的破坏及血流缓慢,容易诱发 LDVT。

2. 手术因素

(1)术中股静脉损伤或误结扎可致下肢严重的急性血栓形成;若结扎大隐静脉位置过高,影响股静脉正常形态致使局部血流动力学改变、血液黏滞度增加,可诱发血栓形成;若结扎大隐静脉位置过低,血管残端较长,缺乏侧支循环的盲段内血液容易凝固,血栓向近端延伸也可导致 DVT。

(2)激光闭合术中,在不做大隐静脉高位结扎的情况下,光纤误入股静脉灼伤致血栓形成;手术适应证选择不当,激光光纤在较粗的大隐静脉内相对功率不足,手术使大隐静脉内产生了较多的血栓闭合,在没有闭合大隐静脉根部的情况下,这些血栓有可能蔓延至深静脉内,甚至脱落造成肺栓塞。

(3)硬化剂注射治疗中,由于对曲张静脉的血管床容量估算不准、静脉扩张严重、硬化剂浓度和剂量不足,以及注射速度过快等情况,硬化栓塞剂往往经交通支静脉和大、小隐静脉流入深静脉,引起深静脉内膜炎和 DVT。硬化剂一旦从深静脉进入血液循环中,可能以药滴为中心形成血栓或血栓脱落而致急性肺栓塞。此类事件国内外屡有报道,因此应务必严格把握硬化剂治疗的适应证。

(4)术前合并浅血栓性静脉炎患者,有些血栓处于交通支静脉周围,由于术中粗暴挤压操作,可被挤入股静脉诱发 DVT;若遇浅静脉蜿蜒曲折,剥脱器或激光光纤不能完全通过其内,致使剥脱或闭合不全,部分静脉管腔残留,血液凝固形成血栓性浅静脉炎,亦可通过交通支静脉诱发 DVT。

3. 术后处理因素

(1)术中及术后制动所致,特别是双侧下肢手术患者,手术时间较长,术后疼痛、肢体活动不便、卧床时间长，下肢深静脉血流缓慢，易形成血栓。

（2）与术后应用止血药物也有关。手术本身会导致体内凝血与抗凝血水平的失衡，术后出现短期高凝血状态，此时使用止血药物，会增加 LDVT 的发生率。

二、临床表现

下肢浅静脉曲张手术后并发 LDVT 因缺乏有效的侧支循环，其临床症状往往较普通的 LDVT 急且严重，血栓阻塞静脉管腔造成静脉血液回流障碍，依据病变部位的不同，可出现各异的临床表现。

急性期主要表现：①疼痛是最早出现的症状，主要因为血栓引发静脉壁炎症反应和刺激远端血管腔急剧扩张，而激发血管壁的末梢神经感受器所致。②下肢肿胀是最具特异性，或常常是唯一的症状，肿胀程度和范围依下肢深静脉闭塞程度和范围而定。③静脉血栓形成后，会引起程度不同的全身反应，包括低热、脉率增快、白细胞轻度增多等。④少数患者静脉血栓不断蔓延，累及整个下肢深静脉系统，同时出现强烈的动脉痉挛，称为股青肿。患者起病急促，疼痛肿胀剧烈，末梢动脉搏动消失，肢端发凉，小腿出现张力性水疱，有效循环体液丢失，短期内可出现休克，严重者可导致患肢坏死截肢。⑤出现典型症状后，经彩色多普勒超声证实可确诊，D- 二聚体检测为阳性。

三、处理措施

下肢静脉曲张术后并发 LDVT 一经确诊应及早治疗，治疗目的为去除血栓，消除症状，防止血栓扩展，保持血管的功能。血栓形成后 48 h 内如能消除血栓，则能保持血管内皮细胞功能的完整性，防止血栓再形成，且能不影响血栓形成静脉段的瓣膜功能。延迟治疗会使深静脉血栓后综合征发生率增高，影响患者生活质量，甚至因血栓蔓延扩展或血栓脱落引起肺栓塞。

（一）急性期治疗

1. 一般治疗

卧床休息，抬高患肢 20°，促进深静脉回流。抗血小板聚集治疗早期使用低分子右旋糖酐，急性期后推荐口服阿司匹林。

2. 抗凝治疗

抗凝治疗是 LDVT 的基础治疗方法。单纯抗凝对减少血栓范围效果差，不能有效消除已形成的血栓，血栓后综合征的发生率高。推荐使用的抗凝药物为低分子肝素，低分子肝素平均相对分子质量约为 4 000 ～ 8 000 D，通过与抗凝血酶Ⅲ（AT Ⅲ）及其复合物结合，加强对 Xa 因子和凝血酶的抑制作用，其中抗 Xa 因子活性较强且持久,对凝血酶的抑制作用较弱,其主要作用是抗血栓形成和抗凝,通过皮下注射可以充分发挥该药降低血液高凝状态的抗血栓形成作用。低分子肝素的生物利用率非常高,其半衰期约为 200 ～ 300 min,是普通肝素的 2 ～ 4 倍,个体之间的差异不大,使用相对安全。

3. 溶栓治疗

目的在于消除血栓,最常用尿激酶。尿激酶是一种纤溶酶原激活剂,作用于血凝块表面的纤溶酶原,使其形成纤溶酶,纤溶酶再作用于纤维蛋白使其裂解。血浆中尿激酶半衰期为 15 ～ 20 min。常温下,已配置的注射液 8 h 内使用。给药途径包括:①系统溶栓:经外周静脉注射给药,我们推荐方法为尿激酶20万～ 30 万 U,经患肢足背静脉注射,每日 2 次,5 ～ 7 d 为一个疗程,此剂量较为安全,出血并发症少。②导管接触性溶栓(CDT):将溶栓药物集中注入血栓中,更有效地进行局部溶栓,以恢复静脉通畅,可减少系统性溶栓相关风险,具有血栓溶解率高、治疗时间短、并发症少、血栓后综合征发生率低的优点。对于急性中央型或混合型深静脉血栓,全身状况好,年龄在 70 岁以内,条件、技术水平允许的情况下,适宜 CDT 治疗。建议先放置临时性下腔静脉滤器,从患肢腘静脉或胫后静脉入路置入溶栓导管。尿激酶的 CDT 治疗剂量无统一标准,中华医学会血管外科学组的 2012 版《深静脉血栓形成的诊断和治疗指南》(第 2 版)推荐一般首次剂量为 4 000 U/kg,在 30 min 内经溶栓导管推注,维持剂量 60 ～ 120 万 U/d 匀速泵入,持续 48 ～ 72 h,必要时持续 5 ～ 7 d。溶栓过程需每 4 h 定时检测纤维蛋白原(Fig)及凝血指标,根据 Fig 调整尿激酶给药速度,以 Fig 降至 1.2 ～ 1.5 g/L 为治疗目标。CDT 治疗48 ～ 72 h 后行深静脉造影观察溶栓效果。若发生导管感染、出现出血并发症、Fig 低于 1.0 g/L、连续 3 ～ 4 d 溶栓后造影显示治疗无明显效果时,需停止溶栓治疗。

4. 手术取栓治疗

对于非手术治疗无效、血栓蔓延,出现"股青肿"的患者,或抗凝治疗有禁忌证者,应行手术切开静脉取栓。手术采用全麻,有条件者应在杂交手术室完成手术,便于在造影路径指导下取栓及评估手术效果。建议放置临时性下腔静脉滤器,以预防手术操作可能导致的肺栓塞。严重"股青肿"者要先切开患肢 4 个筋膜室以降低压力、改善组织灌注。使用 Forgarty 球囊取栓导管取出近心端血栓,远端血栓以驱血带驱出。手术期间全程需肝素抗凝。一般发病 7 d 以内者均可手术,但以发病 24 h 内效果较好。

(二)恢复期治疗

急性期治疗后 5 ～ 7 d,患者的症状得到改善,疼痛缓解,肿胀消退。同样急性期后短期内也存在血栓再次复发的危险。急性期的治疗后应穿弹力袜下床活动,口服抗凝药物6个月至1年,常用的药物有华法林片和利伐沙班等,服用华法林需定期检测国际化标准比值(INR),调整剂量,维持INR在2~3之间。

四、预防措施

下肢静脉曲张术后并发LDVT往往病情急且危重,一旦发生不仅会延长住院时间,增加患者的经济和精神负担,影响生活质量,甚至可能危及生命。因此,早期预防LDVT的发生具有重要的临床意义,详细的术前检查及危险因素的评估是不可忽视的,预防应包括整个围术期,针对各种危险因素。

1. 术中审慎操作

术中应仔细操作,缩短手术时间,尽量减少静脉壁的损伤,避免误伤股静脉,熟知大隐静脉主干及各属支的解剖,避免手术野出血。盲目钳夹止血最易误伤深静脉,距股静脉0.5 cm结扎并缝扎大隐静脉近心端是可靠的处理方式。激光闭合术中防止血栓形成和脱落较安全的处理方式是首先切开行高位结扎,再行激光闭合术。对于合并血栓性静脉炎者,迂曲较重的曲张静脉应采用分段或点式抽剥的手术方式完全抽剥避免残留,术前、术中通过彩超对交通支静脉进行定位,于定位处解剖结扎交通支静脉,避免在抽剥过程中因暴力抽剥粗大的交通支静脉而损伤深静脉。

2. 减少下肢静脉瘀滞

术后抬高患肢15°~25°,避免屈膝半卧的体位,鼓励患者早期下肢不承重锻炼(如足趾和踝关节伸屈活动、下肢肌群松弛和收缩的交替活动、间歇翻身等),术后1~2 d即可下床活动。

3. 预防血液高凝状态

术后避免使用止血药物,预防性应用低分子右旋糖酐。近年来,小剂量肝素和低分子肝素在预防术后DVT中越来越受到重视,美国胸科医师学会(ACCP-9)推荐具有危险因素的大隐静脉曲张患者术后均应预防性使用抗凝药物预防LDVT。

4. 合理应用机械治疗

近年来,循序减压弹力袜、患肢间断气囊压迫、机械脚泵等机械方法在临床也得到了广泛应用,可通过阻止深静脉扩张、保护静脉内膜不致损伤、增加血液流速等作用预防DVT。对于40岁以下、无血栓发生危险因素的低危患者,术后早期活动下肢预防即可;60岁以上或有静脉血栓栓塞症病史的中、高危患者建议术后祛聚和抗凝预防深静脉血栓,并常规使用弹力袜3~6个月,亦可长期使用。

总之,重视下肢浅静脉曲张术后并发LDVT,早期预防、及时确诊、积极综合治疗对提高治疗效果和改善预后具有重要的临床意义。

(丁 锐 吴忠寅)

第五节 术后其他并发症

1. 术后出血

静脉曲张手术后 12 h 出血较常见,一般发生在手术后当夜,出血量不大,多表现为包扎的敷料被血液渗湿,发生原因主要有:①术中止血不彻底:如静脉血管结扎不牢或抽削的静脉局部加压不够,手术后血管充盈,血凝块松动而致继发性出血。②在静脉外科手术中,特别是静脉激光或刨吸治疗,局部血管闭合不完全,以及术中剥离面太大,可导致术中、术后伤口发生出血。③患者存在凝血功能障碍。

预防措施:主要是手术操作仔细,结扎止血要牢靠。抗凝血药物过量引起的出血要调整药物剂量;凝血因子的缺乏引起的出血应积极补充凝血因子。此外,手术结束时弹力绷带加压包扎是预防术后出血的好方法。

2. 皮下瘀血

静脉曲张无论采取何种手术方法,都容易发生皮下瘀血。据报道激光联合大隐静脉抽剥术皮下瘀血的发生率为 12.4%, Trivex 发生皮下血肿概率为 15% ～ 25%,明显高于单独使用大隐静脉曲张抽剥手术皮下瘀血发生率。

预防措施:手术中在抽剥静脉时,沿血管走行进行较好地压迫止血,这样可以明显减轻术后皮下瘀血,特别是大腿部位的瘀血。

3. 切口感染或裂开

静脉曲张手术属于无菌手术,伤口感染的可能性很小,但如存在如下因素可能会增加感染的机会:无菌操作不严格;年龄大;应用糖皮质激素、肥胖、合并糖尿病患者;营养不良,机体抵抗力差者;手术时间过长。切口裂开多见于患者营养不良、切口缝合技术缺陷、切口内有积血积液。

因此,术中应严格无菌操作制度,伤口缝合时不留死腔,充分止血防止伤口内形成血肿。术前控制好血糖,纠正营养不良,提高机体免疫力。一旦伤口感染,要拆除缝线,分离、引流处理;并根据伤口分泌物细菌培养及药物敏感性试验来选用抗生素。切口裂开时,若存在感染,要积极控制感染,肉芽新生后及时给予拉拢或缝合。

4. 肺部感染

术后肺部并发有感染多见于高龄肺功能不良的患者。除术后持续或间断吸氧,还要协助患者做深呼吸和有效咳痰,排出呼吸道分泌物,使肺充分地扩张。早期下床活动,增加肺的呼吸动度,对预防肺部感染具有积极的作用。

(张 宁 汪 涛)

第六节 麻醉相关并发症

静脉曲张手术的麻醉方法大部分以椎管内麻醉为主,部分采取全身麻醉、神经阻滞、局麻等麻醉方法。围术期也可能发生相关并发症,一旦发生应立即正确及时地处理,最大限度地减轻对患者造成的伤害。

一、术后头痛

术后头痛是常见的麻醉并发症,椎管内麻醉术后头痛的发生率在 0.82% ~ 2.3%,轻者一般在 1 ~ 2 d 可自行缓解,重者可以延续数日。由于脑脊液丢失,使颅内压力降低引起。有一部分是因为手术后没有平卧 6 ~ 8 h,过早抬高头部所致。表现是直立位头痛,而平卧后则有所缓解,疼痛多为枕部、顶部,偶尔也伴有耳鸣、畏光。部分患者的头痛有时非常剧烈,因此合理预防和处理非常重要。

处理方法:①卧床休息及补液:据报道,45% 的椎管内麻醉后头痛患者症状轻微,亦可自行缓解,无须处理;40% 的患者需卧床休息;只有 15% 的患者症状严重,甚至不能坐立,需补液治疗。补液的目的是增加脑脊液量,使脑脊液压力逐渐恢复正常。每日补液不少于 2 500 ml。②硬膜外 0.9% 氯化钠溶液输注:如果前法补液后头痛改善不明显,可采取此方法。单次注射 0.9% 氯化钠溶液并不能维持较高的硬膜外压力,为防止脑脊液漏,需大剂量注射(至少 24 h 滴注,15 ~ 25 ml/h)才有效。③静脉或口服咖啡因:麻醉后头痛是机体为了恢复颅内容量,代偿性扩张颅内血管所致,如果经过卧床休息、补液治疗后仍不能缓解,咖啡因可以收缩脑血管,用于椎管内麻醉后头痛有一定疗效。口服剂量 300 mg;也可在 1 000 ml 乳酸复方氯化钠溶液中加入 500 mg 咖啡因静脉滴注,80% 的患者可改善症状。

二、低血压

低血压是椎管内麻醉最常见的并发症,发生率为 4.3%。由于交感神经广泛阻滞,静脉回流减少,心排血量降低导致低血压。手术中和手术后发生低血压和术中血容量不足也有关。对于有心血管疾病和高龄的患者,建议平均动脉压不低于其基础值的 20%。

为防止低血压的发生,麻醉前应进行血管内扩容,麻醉中输注一定量晶体或胶体液,可对抗其血管扩张引起的血容量相对不足。如果血压仍不能维持,可试用 5° ~ 10° 的头低位以改善静脉回流而又不影响麻醉平面。麻醉后调整患者的体位可改善静脉回流,从而增加心排血量,维持血流动力学稳定。进行扩容和调整体位后血压仍不升,应使用麻黄碱等血管加压药,一次常用量为 5 ~ 10 mg,可收缩动脉血管以升高血压,也可加快心率。低血压有引起心肌缺血、脑缺血及血管栓塞的危险。

三、恶心及呕吐

椎管内麻醉中恶心、呕吐的发生率高达 13% ~ 42%。恶心、呕吐是由于血压过低,导致脑供血减少,呕吐中枢兴奋的一种表现,所以椎管内麻醉的患者出现恶心、呕吐,首先应想到是否有低血压。也有少数患者是麻醉药引起的恶心、呕吐。麻醉所引起的呕吐或反流有可能导致胃内容物的误吸,会造成急性呼吸道梗阻和吸入性肺炎等其他严重并发症。根据相关资料报道,麻醉反流的发生率约为 4% ~ 26.3%,其中有 62% ~ 76% 的患者出现误吸,误吸大量胃内容物的死亡率达 70%。

术中恶心、呕吐的预防,可酌情应用阿片类药物,如氟哌利多 0.025 mg/kg 静脉注射;或 5- 羟色胺 β 型受体拮抗剂类止吐药阿扎司琼等。误吸一旦发生应立即气管内插管,保持呼吸道通畅,使用糖皮质激素解除支气管痉挛,纠正低氧血症。保持水和电解质的平衡,必要时应行肺灌洗术。应用抗生素治疗肺部感染等措施。

四、硬膜外血肿

硬膜外腔血管丛丰富,穿刺或置管都可能引起出血,出血发生率为 2.8% ~ 11.5%,但形成血肿的仅为 0.001 3% ~ 0.006%,造成严重并发症发生率 1 : 150 000。形成血肿的直接原因是穿刺针尤其是置入导管的损伤。对于术前接受长时间抗凝药物治疗、凝血功能障碍或血小板减少的患者、患有动脉硬化和高血压的患者,发生硬膜外腔出血的可能性更大。有文献报道,硬膜外血肿以上胸段多见,约占 53.1%,颈胸段占 29.7%,上颈段和腰段分别占 10% 和 8%,血肿范围可从 1 个椎体到 10 个椎体不等,但多为 1 ~ 3 个椎体。一旦发生,后果却是极其严重,也是在椎管内麻醉并发截瘫的首要原因。

硬膜外血肿临床表现主要是肌无力及括约肌障碍,发展至完全瘫痪,术后硬膜外镇痛可能掩盖其症状。诊断主要依靠脊髓受压的临床症状及体征,椎管造影、CT、磁共振对诊断及明确梗阻部位有诊断意义。

硬膜外血肿重点在于预防,对凝血功能障碍及正在使用抗凝治疗的患者,应避免应用椎管内麻醉。硬膜外血肿多发生在麻醉后 24 ~ 72 h 内,一经诊断应早期争取时机尽快手术减压,6 h 内清除血肿。脊髓压迫症状出现 8 h 后内治疗,不至造成严重后果,超过 12 h 则预后不佳。

五、局麻药全身中毒反应

由于硬膜外阻滞通常需大剂量的局麻药,容易导致全身中毒反应,文献报道发生率在 0.2% ~ 2.8%。尤其是局麻药误入血管内或单位时间内吸收入血剂量过大,或患者有肝肾功能不全者,使血液中麻醉药物浓度过高,均会引起毒性反应。硬膜外腔有丰富的静脉血管丛,穿刺针或硬膜外导管误入血管后,可因导管内溢血而被及时发现。

大脑比心脏对局麻药更敏感,主要表现为中枢神经系统毒性和心血管功能障碍。患者可能首先感觉舌头麻木、头晕、耳鸣,部分患者表现为精神异常、肌颤或癫痫样发作。如血中局麻药浓度继续升高,患者则迅速出现缺氧和酸中毒,甚至深昏迷和呼吸骤停;浓度非常高时会出现心血管毒性反应,局麻药直接抑制心肌的传导和收缩,表现为低血压、心率减慢,可能导致心脏骤停。

局麻药全身中毒一经诊断应及时处理,保持呼吸道通畅,必要时气管内插管。

六、神经损伤

椎管内麻醉可因局麻药对脊髓或神经根的毒性作用,造成暂时性或持续性神经系统损伤。可能的机制包括:①局部麻醉药直接作用于中枢或外周神经元,使神经元发生凋亡;②局部麻醉药引起作用区域的神经元血流量降低,使神经产生缺氧性损伤;③放置导管过程中神经系统受到损伤或刺激、感染等。但腰椎麻醉导致的神经损伤多表现为短暂性神经性症状,即麻醉初步恢复后下肢疼痛、麻木、无力,多可自行缓解。

（周建华）

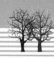

第十三章　下肢静脉曲张的护理

第一节　基础护理

一、术前护理

1. 心理护理

静脉曲张中后期表现为浅静脉扩张、迂曲,许多患者会出现焦虑,担心手术亦不能改善扩张、迂曲,或术后伤口过多、过长留有瘢痕影响美观。护士应告知患者目前常见的几种手术方式,如大隐静脉高位结扎内膜剥脱术、激光闭合术、泡沫硬化疗法、射频消融术、透光直视旋切术等,医生会根据患者的病情及需求选择相应手术方式,本疾病预后都较好,一般术后浅静脉扩张、迂曲都能消失。大隐静脉高位结扎内膜剥脱术式虽然切开较多,但切口可以很小,康复后不太影响美观。激光闭合术、射频消融术等属微创手术,术后仅留有几个针孔,一般不会留有瘢痕。泡沫硬化疗法反应更轻。透光直视旋切术可能术后会有局部表现,但1个月左右可以恢复正常。护士应针对患者的需要进行的术式进行详细讲解,以消除患者心理顾虑。

2. 皮肤护理

静脉曲张患者由于血液瘀滞,患肢会出现皮肤营养失调,出现瘙痒、破溃经久不愈等情况。需告知患者不要抓挠患肢,及时修剪手指甲、足趾甲并确保无尖锐棱角,防止误伤皮肤。日常生活中应注意保护患肢皮肤,减少碰撞、摩擦,从而降低皮肤受伤的风险。对已有皮肤损伤或溃疡等给予伤口护理,并注意观察破溃皮肤局部有无红、肿、痛等感染征象,遵医嘱使用药物,直至炎症消退。术前一日行患肢备皮,进行皮肤准备时动作要轻柔同时需要注意患者迂曲的皮肤,避免刮破皮肤。必要时遵医嘱进行会阴部皮肤准备。

3. 饮食护理

腹压增大会导致下肢静脉回流阻力加大从而使得静脉曲张加重,术前需评估患者的排便状态,大便干燥或便秘的患者给予饮食指导,让患者掌握保持大便通畅的知识,多食富含纤维的食物,必要时使用缓泻剂。

4. 活动护理

知道患者掌握如何采取良好坐姿,如坐时双膝勿交叉过久,以免压迫腘窝,影响静脉回流;避免长时间站立或下蹲;卧床时可以抬高患肢 30° ~ 40°,以利于静脉回流。

5. 指导患者合理穿着弹力袜

下肢静脉曲张患者需要配备治疗型弹力袜,弹力袜需要根据病情,患者小腿围、大腿围及脚踝的周长等进行选择。护士需指导患者掌握正确穿着弹力袜的方法:有袜套的第一步穿好袜套,第二步将袜筒外翻至脚后跟位置,第三步用两手拇指撑开袜口,将袜子拉至脚背,调整好脚后跟位置(图 13-1-1)。患者要把握弹力袜穿着时机,穿弹力袜前应尽量在清晨,起床之前穿着。若其他时间需平卧并抬高患肢 10 ~ 15 min,排空曲张静脉内的血液后再穿。弹力袜穿着期间要确保袜子足跟位置正确,袜身平整无褶皱。告知患者及时进行手指甲、足趾甲修剪并确保无尖锐棱角,以免刮破弹力袜。患者应掌握保养弹力袜的相关知识,如使用 40℃水温、中性洗涤剂,勿用力拧、勿暴晒、禁止划伤,失去弹性时及时更换。

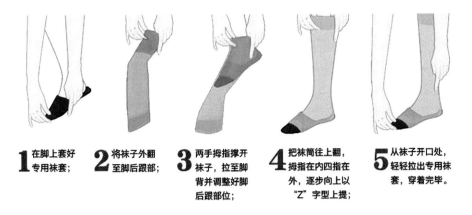

1 在脚上套好专用袜套;
2 将袜子外翻至脚后跟部;
3 两手拇指撑开袜子,拉至脚背并调整好脚后跟部位;
4 把袜筒往上翻,拇指在内四指在外,逐步向上以"Z"字型上提;
5 从袜子开口处,轻轻拉出专用袜套,穿着完毕。

图 13-1-1 医用弹力袜的使用示意图

二、术后护理

1. 皮肤伤口护理

大隐静脉高位结扎内膜剥脱术后患者会存在多处大小不等的伤口,护士应密切观察患肢绷带有无渗血,如渗血量较少,需标记后通知医生并密切观察;若渗血面积较大,需及时通知医生并遵医嘱进行处理。使用泡沫硬化疗法患者可能会局部出现静脉炎的反应,术后 1 个月左右皮肤会恢复正常,可遵医嘱使用外敷药物减轻症状。使用透光直视旋切术的患者注意观察在局部皮肤出现水肿、渗出。因患肢术后均需要使用弹力绷带加压包扎,护士应注意观察患肢远端皮肤的温度、颜色、足背动脉搏动,观察有无肿胀。

2. 饮食护理

患者术后需进食易消化饮食,勿进食辛辣、刺激、高脂、油炸等饮食,肥胖患者需有计划地减轻体重,预防复发。

3. 活动护理

术后给予患者平卧位,患肢可垫软枕抬高 30°,促进血液回流,减轻下肢水肿。术后麻醉恢复后可床上活动,根据不同的手术类型,建议术后尽早下地活动,告知患者早期下地需间断活动,如厕、洗漱等,逐渐增加活动量。

4. 疼痛的护理

患者术后可能会出现伤口疼痛,特别是泡沫硬化疗法或者透光直视旋切术的患者术后疼痛较剧烈,需对患者进行疼痛评估,采取相应的护理措施,疼痛评分高于 4 分者应遵医嘱给予镇痛剂。

5. 血栓预防

术后患肢感觉及运动功能未恢复之前行足踝部被动活动,待患肢感觉及运动功能恢复后,监督患者自主进行患肢跖屈背伸运动,以促进血液循环,预防深静脉血栓形成。必要时遵医嘱使用气压式循环驱动仪,促进下肢血液循环。术后病情观察时,需要观察患肢有无肿胀、疼痛、渗出等异常情况,如有异常立即通知医生,紧急处理。

6. 压力治疗器具的使用

弹力袜的使用同术前,术后 1 周日夜穿着,1 周后夜间可以脱下。建议术后持续穿着弹力袜至少 1 个月以上,时间越长效果越佳。使用弹力绷带的患者应学会弹力绷带的使用技巧,如自下而上包扎,以不妨碍关节活动为宜,同时注意保持合适的松紧度,以能扪及足背动脉搏动及保持足部正常皮肤温度为宜。

(陆欣欣　王晓杰)

第二节 体位护理

一、保守治疗的体位护理

下肢静脉曲张按其病情严重程度分为 6 级,不能耐受手术的患者采取保守治疗,而最主要的治疗措施就是保持较好的体位,以及压力治疗,应用由足背至大腿缚扎上有压力梯度的弹力绷带或者弹力袜,可以延缓病情的发展。要注意松紧适宜,过松效果不明显,过紧反而会加重血液回流障碍。每天应使用 12 h 以上,同时嘱咐患者维持良好的坐姿,但是需要注意的是,不能长时间维持同一种姿势。白天站立体位易导致静脉血流瘀滞,此时必须穿着弹力袜,晚上卧床休息的时候可以脱下,卧位时可将患肢抬高 15° ~ 30°,利于血液回流,减轻水肿等症状。步行时可以利用小腿肌肉的泵作用来促进静脉回流。治疗过程中,护理人员需密切观察患者皮肤血运状况,有异常情况应立即通知医生,防止坏死的出现。另外,患有小腿慢性溃疡和湿疹的患者需抬高患肢,保持创面清洁,勤换药,局部可湿敷,如遇出血,应立即抬高患肢和加压包扎,必要时需要缝扎止血。

二、手术治疗的体位护理

1. 术前体位

术前由护士指导做足部屈伸活动锻炼,不能活动者由护理人员按摩下肢腿部比目鱼肌和腓肠肌,做好踝关节被动运动。若隐静脉曲张患者有小腿合并症的话,护理人员在术前需告知患者尽量卧床休息,同时将患肢抬高并固定,有助于减轻患肢的炎症和肿胀程度。

2. 术后体位

在全麻下行下肢静脉曲张术后,6 h 内保持去枕平卧位,头偏向一侧,避免麻醉反应导致的呕吐造成窒息。可指导患者将患肢抬高 20° ~ 30°,可用枕头抬高腿 15 ~ 20 cm,以利于静脉回流。6 h 后如无不适,可下床活动及进食,护士可指导患者适当地做一些足踝部过伸和背屈运动促进血液流通,防止深静脉血栓形成及其他并发症。

局麻会因皮下肿胀液吸除不完全而导致下肢肿胀性疼痛,可嘱患者在卧床和坐位时抬高患肢,或适当按摩,或做足趾背屈、拓屈运动,以促进静脉回流和麻肿液的吸收。在患者适应半卧位之后,可过渡到坐立位,但是双腿不可悬垂,应尽量抬高,避免从去枕平卧位直接过渡到站立位,防止出现直立性低血压。经过以上体位的转换,根据患者的实际情况,可安排患者下地行走,但是动作幅度不宜太大,时间不可过长,不宜剧烈运动。当天手术后夜间护士要注意观察手术部位有无出血,如遇出血,应立即抬高患肢,通知医生。

术后鼓励早期下床活动,但1～3 d以休息为主,可平卧或侧卧,避免膝盖弯曲和腿部悬垂,以利静脉回流,减轻水肿。卧床期间指导其作足部伸曲和旋转动作。换药更换弹力绷带之前患肢需抬高5～10 min。叮嘱患者尽量下床活动,除自行洗漱外,根据年龄和身体状况要求患者进行行走练习,每次10～30 min。但需穿弹力袜或用弹力绷带,包扎要平整,避免近端卷曲压迫过紧,以能触及足背动脉搏动、不妨碍关节活动及保持足部正常皮肤温度为宜,防止静脉剥脱部位出血。站立时间不可过久,下肢不可过早负重,避免静坐或静立不动以免出现下肢肿胀,告知患者生活可自理,以后可逐渐增加行走练习的频率、时长和距离。

嘱患者出院后日常生活中应注意体位,避免下肢下垂时间过长,休息时可卧床,坐椅子时尽量将双下肢抬高,如脚下垫物。嘱咐患者坐时双膝勿交叉过久,以免压迫腘窝,影响静脉回流。

(伍爱群)

第三节　静脉功能锻炼

一、术后早期功能锻炼

术后一周的功能锻炼即为术后早期功能锻炼。手术后的静脉曲张患者本身血液就呈高凝状态,手术后如果长时间卧床,人体的血液循环就会减慢,容易导致血栓的形成,引发静脉血栓形成,因此静脉曲张患者在进行完手术之后要尽早进行早期功能锻炼,促进下肢远端静脉血液回流及功能恢复,以减少静脉血栓形成、肺动脉栓塞的发生。研究表明,下肢深静脉血栓最常发生于术后2～5天。且患者绝对平卧6 h后,即存在发生深静脉血栓的可能。因此,术后6 h即应开始床上被动活动,包括按摩大小腿肌肉、踝泵运动和膝关节被动伸屈运动。术后24 h鼓励并帮助患者下床缓步行走活动100步,主动进行踝泵运动及直腿抬高、屈腿伸腿、蹬腿运动。逐渐增加活动量,至术后第7天。

1. 踝泵运动

踝泵运动是一种简单但重要的下肢功能练习,其作用是通过主动运动踝关节,让负责踝关节运动的小腿肌肉收缩和舒张,跖屈(足尖向下踩)时小腿后部的浅层腓肠肌和深层比目鱼肌收缩变短,胫骨前肌放松伸长;背伸(向上勾足尖)时胫骨前肌收缩变短,小腿后部的浅层腓肠肌和深层比目鱼肌放松伸长。这两组相对应的骨骼肌在收缩时候产生类似泵的作用,促进下肢的血液循环和淋巴回流。对于手术后恢复至关重要,建议患者术后早期活动,局麻术后,其他麻醉 6 h 即可以开始进行踝泵运动。也有人提出可以让踝关节不只是屈伸,还要绕环,因为这样活动的肌肉更多。也就是说把踝关节的跖屈、内翻、背伸、外翻组合在一起的"环绕运动",对于增加股静脉血流峰速度的方面要比单独进行踝泵练习更好。但实际练习的时候可能会由于绕环动作影响屈伸动作的幅度,加剧患肢疼痛,影响锻炼。

具体方法:嘱患者卧位或坐位于床静止不动,大腿放松,然后缓慢但用力在自觉无痛或微痛的限度之内,尽最大角度地向上(向心)勾足尖,之后再向下踩(让足尖向下),注意要在最大位置保持 10 s 左右,目的是让肌肉能够持续收缩。反复地屈伸踝关节,最好每小时练习 5 min,每分钟练习 15 ~ 20 次,可有效缓解术后患肢肿胀,促进静脉血液回流(见图 13-3-1)。

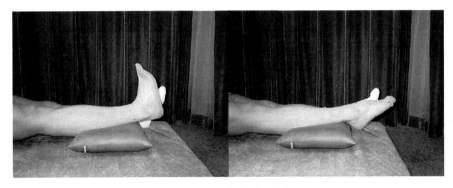

图 13-3-1 踝泵运动示意图

注:小腿之下软垫是为了拍照时能更好地显示踝关节的动作,实际练习时是否加软垫等应根据患者体位舒适便于发力而定。

2. 直腿抬高运动

将下肢伸直缓慢抬高至30°,维持 1 min,再缓慢放下,反复练习 5 ~ 10 次,以患肢能耐受为宜,并逐渐增加活动量。该运动的目的是锻炼股四头肌和腓肠肌功能。

3. 屈腿伸腿运动

患者仰卧于床,双上臂放于体侧,双腿先屈后伸,屈曲时大腿与身体呈 90°,伸展时尽量用力蹬直,反复 20 ~ 30 次,每日晨起及睡前各一次。

4. 仰卧蹬腿运动

患者仰卧于床,双手扶床,双腿屈曲抬举后,似骑自行车的动作来回蹬腿,反复

30 ～ 50 次为一组，每日晨起及睡前各一次。

二、手术后远期功能锻炼

手术后 1 周后至术后 6 个月为手术后远期。手术后远期功能锻炼时应该避免举重、跳远、短跑、投掷等引起腹压增高的运动，但可从事快走、慢跑、骑自行车、跳绳等运动。手术后 3 个月内避免剧烈运动，但也要避免长时间静立或静坐不动，适当活动，以 Allen-Buerger 运动、下蹲起立、踢腿抱腿甩腿运动、足趾运动为主，避免并发深静脉血栓。活动程度以短距离、短时间为宜，一般每 2 h 1 次，每次 5 ～ 15 min 为宜。

1. 快速行走运动

多项研究已经证明，走路是预防静脉曲张最好的运动。如每天坚持快速步行 4 次，每次 10 ～ 15 min，就可以达到有效促进下肢静脉回流的效果．因为每完成一次行走，足底和腓肠肌泵发挥效应，促进血液倒流；同时由于腓肠肌运动量加大，局部微 循环加快，使曲张静脉的新陈代谢加快，促进恢复。快速行走后，最好将卧床并足部抬高休息 15 min 左右。

2. 慢跑运动

慢跑非常适合下肢静脉曲张患者。慢跑也能使下肢的血液循环加快，改善下肢静脉血管瘀血情况，减轻下肢沉重、酸胀症状。

3. Allen-Buerger 运动

患者平卧于床，抬高双下肢 45° 以上，保持 30 ～ 60 s 至足部皮肤苍白，下肢的积血排空。然后坐起，双下肢垂于床边，同时双足做内收、外展或屈伸踝关节活动。活动时幅度勿过大过快，直至患肢皮肤潮红或发紫，下垂时间一般为 2 ～ 3 min。然后平卧休息 1 ～ 3 min 后，重复以上运动。

4. 下蹲起立运动

下蹲起立除了能改善下肢的血液循环外，还能改善下肢静脉血管静脉瓣的功能。在进行下蹲起立运动时，下肢静脉血管内压力变化较大，使静脉瓣的开放与关闭速度增快，瓣膜组织得到锻炼，力量增强。

5. 踢腿抱腿运动

第一步：患者取站姿，双手叉腰或扶栏杆，左右腿交替向前踢，各 20 次。第二步：患者靠墙站立，先左腿屈膝抬起，双手向前抱膝；再右腿屈膝抬起抱膝。双腿交替，各 20 次。

6. 甩腿运动

患者取站姿，双腿并拢，双手扶椅背，用足尖支撑身体，双足交替上下踏动 20 次，向前后、左右做大幅度摆动，各 20 次。此外，站立时遇有空闲，即可进行踏足运动,将足掌前部贴地,后半部离地,反复抬起又放下,次数,可促进足部血液回流。

7.足趾运动

第一步张紧足趾:全身放松,双手自然放置体侧,逐渐使足趾张开张紧,尽量伸直双足,保持 30 s 左右逐渐放松,重复 5 次左右。第二步绷直足尖:在前述动作之后,逐渐将足尖向前绷直,同时尽量伸直双足,保持这种足尖向前绷直的状态保持 30 s 左右逐渐放松,重复 5 次左右。第三步内勾足尖:在前述动作之后,逐渐使足尖向内勾紧,同时尽量伸直双足,逐渐使足尖向内勾紧,保持 30 s 左右逐渐放松,重复 5 次左右(见图 13-3-2)。这组足趾运动方法简单,动作容易掌握,每天锻炼 3 ～ 5 次,下肢血液循环状况会逐步改善,憋胀、疼痛、酸沉无力的现象可得到改善。

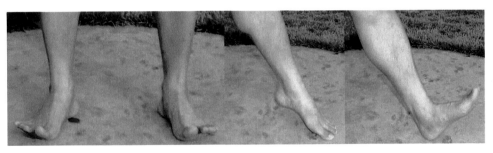

A. 张紧足趾　　　　　　　B. 绷直足尖　　　　　　C. 回勾足尖

图 13-3-2　足趾运动示意图

(雷志荣)

第四节　健康教育

健康宣教主要通过保健知识和技术的传播,增进患者对该疾病的正确认识,提高患者的依从性,目前健康教育工作已成为优质护理工作的重要服务项目之一。下肢静脉曲张患者的健康宣教关系到该疾病的稳定和恢复,提高患者术后康复锻炼的遵医性,教会患者术后自我管理的方法,能更好地发挥下肢静脉曲张微创手术的优势,减少术后并发症发生,使患者在手术后能够迅速恢复日常生活和工作。

一、强化患者术后康复锻炼的依从性

下肢静脉曲张术后 3 个月内进行静脉功能锻炼可以增加血管壁的弹性,促进血液回流,减轻下肢静脉的压力,在临床上非常重要。但是患者往往较难坚持,因此,护理人员在临床护理工作中,必须强化患者术后康复锻炼的依从性。

1. 提高患者对静脉曲张的全面认识

护理人员应通过交谈、发放资料、视频演示等方式,帮助患者了解疾病的基础知识、治疗的目的和方法、术后的康复锻炼和生活方式对疾病的影响等,使患者正确认识疾病。理解静脉功能锻炼的必要性,医护人员要了解患者的想法,帮助患者建立健康信念模式,由此帮助期提高依从性。

2. 指导患者掌握静脉功能锻炼的方法

向患者详细讲解锻炼的步骤、方法和注意事项,教会患者静脉功能锻炼,掌握动作要领,量力而行。倡导循序渐进地康复锻炼,鼓励患者家属积极参与到术后康复锻炼的督导。

二、日常生活方式的健康指导

1. 饮食要求

合理的膳食,充足的营养,有助于静脉曲张患者的术后康复,减少复发。指导患者及家属,在日常饮食中注意以下几个方面:①多食蔬果:新鲜蔬菜和水果含有丰富的维生素及矿物质,可以改善组织的氧化功能,增加血液循环,提高机体免疫力。②多吃优质蛋白:要多食含蛋白质丰富的食物,充足的蛋白质可以维持体内所有营养物质的平衡,增强免疫力,促进血液循环。③多吃维生素 E 丰富的食物:富含维生素 E 的食物可以改善血液循环,减轻腿部的沉重感。④增加膳食纤维:便秘可使静脉内压力增高,进一步加剧血液对瓣膜的冲击力和静脉壁的压力,加重静脉曲张病情,故患者日常应多食富含纤维素的食物防止便秘。⑤适当控制体重:由于肥胖者大量的脂肪组织会对血管挤压,导致血流减慢,破坏静脉瓣膜,会诱发或加重静脉曲张。⑥忌油腻、辛辣、刺激性等食物,忌烟酒,避免血液黏滞度增加,导致血流速度减缓,诱发一系列并发症。

2. 个人卫生管理

术后 1 个月内不得浸泡患肢、游泳或浴缸洗澡,避免引起腿部穿刺部位感染。养成温水洗脚的习惯,水温不可过高,忌用冷水洗脚。避免穿着过紧的裤子。酌情减轻劳动强度,久站者穿弹力袜保护,工间定时走动,多做踝关节运动,以减轻下肢浅静脉压力。

三、指导医用梯度弹力袜的正确使用方法

1. 指导患者掌握医用弹力袜的正确穿着方法

优质加厚减压弹力长筒袜应在术后 1 周内日夜穿着,1 周后夜间可以脱去,

日间穿着3个月以上。嘱患者平时穿弹力袜前注意观察腘窝和踝处的皮肤,避免磨损。穿着时注意先套上尼龙袜套再将袜子外翻至脚踝处,从足尖向足跟依次套入,然后展开至踝部、小腿至大腿根部,压力均匀。穿着后,轻轻用手指指腹牵拉弹力袜的足尖部分,以保持足尖良好的活动性。脱袜时,从弹力袜最高点往下翻至足跟,完整褪下。

3. 指导患者掌握医用弹力袜的保养方法

应使用30℃左右的温水清洗。使用中性洗涤剂手洗,清水漂净,不可拧干,自然晾干,不能暴晒或烘干。勤剪指甲,在干燥季节要预防皮肤皲裂,避免刮伤袜子。旧弹力袜的线头勿拉剪。患肢伤口有渗液污染医用弹力袜时,应每天清洗和更换,避免伤口感染。建议弹力袜在失去弹性时,应及时更换。

四、指导患者进行合理的休息与运动

下肢静脉曲张术后3个月内避免长时间静坐(尤其忌双膝交叉过久)、站立、行走或提(或扛)重物。坚持适当的运动,如快走、慢跑等,可从事日常家务劳动及工作。

五、出院指导

1. 用药指导

静脉曲张患者往往需长期口服血管活性药物等,患者出院前,护理人员要进行用药指导,详细交代合理的用药方法,坚持药物治疗的必要性,药物不良反应的自我观察等,提高药物治疗的依从性。

2. 复诊指导

下肢静脉曲张术后患者出院后需定期复诊,了解静脉功能,故出院前应向患者及家属交代复诊时间和必要性,告知其需在1周、1个月、3个月、6个月、1年、2年门诊随访。如有特殊情况,如发热时间长或高热、手术穿刺部位渗液多等情况,需及时来院复诊。静脉性溃疡多愈合缓慢,多需在出院后定期门诊换药。充分的沟通,详细的指导,是保障患者正常随访的基础。

(张 琦)

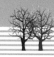
参考文献

［1］Abbott D, Dharmarajah B, Davies AH. Varicose vein surgery and deep vein thrombosis prophylaxis［J］. Phlebology, 2007, 22（1）: 1-2.

［2］Agu O, Hamilton G, Baker DM, et al. Endothelin receptors in the aetiology and pathophysiology of varicose veins［J］. Eur J Vasc Endovasc Surg, 2002, 23（2）: 165.

［3］AL Salman M M. Venous ulcers in chronic venous insufficiency［J］.Inter Angiol, 1998, 17: 108-112.

［4］Al Shammeri O, AlHamdan N, Al-Hothaly B, et al. Chronic Venous Insufficiency: prevalence and effect of compression stockings［J］. Int J Health Sci（Qassim）, 2014, 8（3）: 231-236.

［5］Albanese AR, Albanese AM, Albanese EF. Lateral subdermic varicose vein system of the legs: its surgical treatment by the chiseling tube method［J］. Vasc Surg, 1969, 3（2）: 81-89.

［6］Alden PB, Lips EM, Zimmerman KP, et al. Chronic venous ulcer: minimally invasive treatment of superficial axial and perforator vein reflux speeds healing and reduces recurrence［J］. Ann Vasc Surg, 2013, 27（2）: 75-83.

［7］Allan PL, Bradbury AW, Evans CJ, et al. Patterns of reflux and severity of varicose veins in the general population—Edinburgh Vein Study［J］. Eur J Vasc Endovasc Surg, 2000, 20（5）: 470-477.

［8］Anthony Comerota, Fedor Lurie. Pathogenesis of venous ulcer［J］. Seminars in Vascular Surgery, 2015, 28（1）: 6-14.

［9］Ascher E, Jacob T, Hingorani A, et al. Expression of molecular mediators of apoptosis and their role in the pathogenesis of lower-extremity varicose veins［J］. J Vasc Surg, 2001, 33（5）: 1080.

［10］Aziz Z, Tang WL, Chong NJ, et al. A systematic review of the efficacy and tolerability of hydroxyethylrutosides for improvement of the signs and symptoms of chronic venous insufficiency［J］. J Clin Pharm Ther, 2015, 40（2）: 177-185.

［11］Babcock W. A new operation for the extripation of varicose veins of the legs［J］.N Y Med J,

1907, 86:153.

[12] Babilas P, Shafirstein G, Baumler W, et al. Selective photothermolysis of blood vessels following flashlamp-pumped pulsed dye laser irradiation: in vivo results and mathematical modeling are in agreement [J]. J Invest Dermatol, 2005, 125 (2): 343-352.

[13] Baldwin ZK, Comerota AJ, Schwartz LB. Catheter-directed thrombolysis for deep venous thrombosis [J].Vascular and Endovascular Surgery, 2004, 38 (1): 1-9.

[14] Bassett LW, Ullis K, Seeger L, et al. Anatomy of the hip: correlation of coronal and sagittal cadaver cryo micro-sections with magnetic resonance imaging [J]. Surg Radiol Anat, 1991, 13 (4): 301-306.

[15] Becattini C, Agnelli G. Pathogenesis of venous thromboembolism [J]. Curr Opin pulm Med, 2002, 8 (5): 360-364.

[16] Beebe-Dimmer JL, Pfeifer JR, Engle JS, et al. The epidemiology of chronic venous insufficiency and varicose veins [J]. Ann Epidemiol, 2005, 15 (3): 175-184.

[17] Bergan JJ, Schmid-Schönbein G W, Smith P D, et al. Chronic venous disease [J]. N Engl J Med, 2006, 355 (5): 488-498.

[18] Bergan J J. Venous insufficiency and perforating veins [J]. Bt J Surg, 1998, 85 (6): 721.

[19] Bergan J, Pascarella L, Mekenas L. Venous disorders:treatment with sclerosant foam [J].J Cardiovasc Surg (Torino), 2006, 47 (1): 9-18.

[20] Bergan J, Cheng V. Foam sclerotherapy of venous malformations [J]. Phlebology, 2007, 22 (6): 299-302.

[21] Berge LN, Hansen JB, Svesson B, et al. Female sex hormones and platelet/endothelial cell interactions [J]. Haemostasis, 1990, 20 (6): 313.

[22] Black CM. Anatomy and physiology of the lower-extremity deep and superficial veins [J]. Tech Vasc Interv Radiol, 2014, 17 (2): 68-73.

[23] Blalock A. Oxygen content of blood in patients with varicose veins [J]. Arch Surg, 1929, 19: 898-905.

[24] Boersma D, Kornmann VN, van Eekeren RR, et al. Treatment Modalities for Small Saphenous Vein Insufficiency: Systematic Review and Meta-analysis [J]. J EndovascTher, 2016, 23 (1): 199-211.

[25] Boné C. Tratamiento endoluminal de las varices con laser de diodo: studio prelimino [J]. Rev Patol Vasc, 1999, 5: 35-46.

[26] Breu FX, Guggenbichler S, Wollmann JC. 2nd European Consensus Meeting on Foam Sclerotherapy 2006 [J]. Tegernsee Germany Vasa, 2008, 37 (71): 1-29.

[27] Breu FX, Guggenbichler S. European Consensus Meeting on Foam Sclerotherapy [J].

Dermatol Surg, 2004, 30（5）: 709-717.

[28] Browse NL, Burnand KG, Thomas ML. Diseases of the Veins［M］. London: Edward Arnold, a division of Hodder & Stoughton, 1988: 151-165.

[29] Burnand K, Thomas ML, O'Donnell T, et al. Relation between postphlebitic changes in the deep veins and results of surgical treatment of venous ulcers［J］. Lancet, 1976, 1（7966）: 936-938.

[30] Caggiati A, Bergan JJ, Gloviczki P, et al. Nomenclature of the veins of the lower limbs: an international interdisciplinary consensus statement［J］. J Vasc Surg, 2002, 36（2）: 416-422.

[31] Callam MJ, Harper DR, Dale JJ, et al. Chronic ulcer of the leg: clinical history［J］. BMJ, 1987, 294: 1389-1391.

[32] Callam MJ. Epidemiology of varicose veins［J］.Br J Surg, 1994,81（2）:167-173.

[33] Campbell WB, Vijay Kumar A, Collin TW, et al. Randomised and economic analysis of conservative and therapeutic interventions for varicose veins study. The outcome of varicose vein surgery at 10 years: clinical findings, symptoms and patient satisfaction［J］. Ann R Coll Surg Engl, 2003, 85（1）: 52-57.

[34] Cavezzi A, Labropoulos N, Partsch H, et al. Duplex ultrasound investigation of the veins in chronic venous disease of the lower limbs-UIP consensus document. Part II［J］. Eur J Vasc Endovasc Surg, 2006, 31（3）: 288-299.

[35] Christopoulos D, Nicolaides AN, Szendro G. Venous reflux: quantification and correlation with clinical severity［J］. Br J Surg, 1988, 75（4）: 352-356.

[36] Cockayne D, Sterling KM Jr, Shull S, et al. Glucocorticoids decrease the synthesis of type I procollagen mRNAs［J］. Biochemistry, 1986, 25（11）: 3202.

[37] Criqui MH, Jamosmos M, Fronek A, et al. Chronic venous disease in an ethnically diverse population［J］.Am J Epidemiol, 2003, 158（5）: 448-456.

[38] Cronenwett JL, Johnston KW, 著; 郭伟, 符伟国, 陈忠, 译. 卢瑟福血管外科学［M］. 第 7 版. 北京: 北京大学医学出版社, 2012.

[39] Crotty T. The roles of turbulence and vasorum in the aetiology of varicose veins［J］. Med Hypotheses, 1991, 34（1）: 41-48.

[40] Cullum N, Nelson EA, Fletcher AW, et al. Compression for venous leg ulcers［J］. Cochrane Database Syst Rev, 2000, 3（2）: 265.

[41] Dumantepe M, Tarhan A, Yurdakul I,et al. Endovenous laser ablation of incompetent perforating veins with 1470 nm, 400 mum radial fiber［J］. Photomed Laser Surg, 2012,30（3）: 672-677.

[42] Dwerryhouse S, Davies B, Harradine K, et al. Stripping the long saphenous vein reduces the

rate of reoperation for recurrent varicose veins: five-year results of a randomized trial[J]. J Vasc Surg, 1999, 29(4): 589-592.

[43] Eberhardt RT, Raffetto JD. Chronic venous insufficiency[J]. Circulation, 2014, 130(4): 333-346.

[44] Eberhardt RT, Raffetto JD. Contemporary review in cardiovascular medicine: Chronic venous insufficiency[J]. Circulation, 2005, 111: 2398-2409.

[45] Eklof B, Rutherford RB, Bergan JJ, et al. Revision of the CEAP classification for chronic venous disorders: Consensus statement[J]. Journal of Vascular Surgery, 2004, 40(6): 1248-1252.

[46] Elias SM, Frasier KL. Minimally invasive vein surgery: its role in the treatment of venous stasis ulceration[J]. Am J Surg, 2004, 188: 26-30.

[47] Elwell R. Compression bandaging for chronic oedema: applying science to reality[J]. Br J Community Nurs, 2015, 20(5): S4-S7.

[48] Eric S. Factors that influence perforator vein closure rates using radiofrequency ablation, laser ablation, or foam sclerotherapy[J]. Journal of Vascular Surgery, 2016, 4(1): 51-56.

[49] Etufugh CN, Phillips T J. Venous ulcers[J]. Clin Dermatol, 2007, 25(2): 121-130.

[50] Evans CJ, Fowkers FC, Hajivaddilion CA, et al. Epidemidogy of varicose vein[J]. Int Angiol, 1994, 13(30): 263-270.

[51] Feliciano BA, Dalsing MC. Varicose Vein: Current Management[J]. Advances in Surgery, 2011, 45(1): 45-62.

[52] Fischer GM, Swain ML. Effects of estradiol and progesterone on the increased synthesis of collagen in atherosclerotic rabbit aortas[J]. Atherosclerosis, 1985, 54(2): 177.

[53] Gandhi CR, Kuddus RH, Nemoto EM, et al. Endotoxin treatment causes an upregulation of the endothelin system[J]. J Gastroenterol Hepatol, 2001, 16(1): 61-69.

[54] Geerts WH, Heit JA, Glagett GP, et al. Prevention of venous thromboembolism[J]. Chest, 2001, 119(1): 132-175.

[55] Ginanneschi F, FilippouG, Frediani B, et al. Injury of cutaneous branches of the femoral nerve following varicose vein surgery[J]. ActaNeurol Belg, 2013, 113(3): 355-356.

[56] Gkogkolou P, Meyer V, Goerge T. Chronic venous insufficiency: Update on pathophysiology, diagnosis and treatment[J]. Hautarzt, 2015, 66(5): 375-385.

[57] Gloviczki P, Comerota AJ, Dalsing MC, et al. The care of patients with varicose veins and associated chronic venous diseases: clinical practice guidelines of the Society for Vascular Surgery and the American Venous Forum[J]. J Vasc Surg, 2011, 53(5): 2S-48S.

[58] Goldman MP, Bergan JJ. Sclerotherapy Treatment of Varicose and Telangiectatic Leg Veins

［M］. 3rd. St Louis: CV Mosby, 2001.

［59］Golviczki P.Surgical treatment of the superficial and performatingveins［J］. Phlebology, 2000, 15：131-136.

［60］Granzow JW, Soderberg JM, Kaji AH, et al. Review of current surgical treatments for lymphedema［J］. Annals of Surgical Oncology, 2014, 21（4）：1195-1201.

［61］Hauer G. Endoscopic subfascial discussion of perforating veins-preliminary report［J］. Vasa, 1985, 14（1）：59-61.

［62］Homans J. The operative treatment of varicose veins and ulcers based upon a classification of these lesions［J］. Surg Gynecol Obestet, 1916, 22:143.

［63］Hudelmaier M, Glaser C, Englmeier KH, et al. Correlation of knee-joint cartilage morphology with muscle cross-sectional areas vs anthropometric variables［J］. Anat Rec, 2003, 270（2）：175-184.

［64］Jack L, Cronenwett K, Wayne Johnston. Rutherford's vascular surgery［M］. 7th ed. Amsterdam: Saunders/Elsevier, 2010.

［65］Jacob MP, Cazaubon M, Scemama A, et al. Plasma matrix metalloproteinase-9 as a marker of blood stasis in varicose veins［J］. Circulation, 2002, 106（5）：535-538.

［66］Jean Jerome Guex, Dorothee E, Schliephake, et al. The French polidocannol study on long-term side effects: A survey covering 3357 patients years［J］. Dermatol Surg, 2010, 36（2）：S993-S1003.

［67］Jia GL, Xi HL, Wang XK, et al. Selective retention of the great saphenous vein to prevent saphenous nerve injury during varicose vein surgery［J］. Eur Rev Med Pharmacol, 2014, 18（22）：3459-3463.

［68］Jones SA, Bowler PG, Walker M, et al. Controlling wound bioburden with a novel silver-containing Hydrofiber dressing［J］. Wound Repair Regen, 2004, 12（5）：288-294.

［69］Kakkos SK, Rivera MA, Matsagas MI, et al. Validation of the new venous severity scoring system in varicose vein surgery［J］. J Vasc Surg, 2003, 38（2）：224-228.

［70］Kasperczak J, Ropacka-Lesiak M, Breborowicz HG. Definition, classification and diagnosis of chronic venous insufficiency-part Ⅱ［J］. Ginekol Pol, 2013, 84（1）：51-55.

［71］Kiguchi M M, Hager E S, Winger D G,et al. Factors that influence perforator thrombosis and predict healing with perforator sclerotherapy for venous ulceration without axial reflux［J］.J Vasc Surg, 2014, 59：1368-1376.

［72］Kim JW, Han JW, Jung SY, et al. Outcome of transilluminated powered phlebectomy for varicose vein: review of 299 patients（447 limbs）［J］. Surg Today, 2013, 43（1）：62-66.

［73］Kistner RL. Surgical technique:external venous valve repair［J］. Straub Foundation Proc,

1990, 55（6）: 15-16.

［74］ Kistner RL, Eklof B, Masuda EM. Deep venous Valve Reconstruction［J］. Cardiovasc Surg, 1995, 3（2）: 129-140.

［75］ Kistner RL. Endovascular obliteration of the greater saphenous vein: the closure procedure ［J］. Jpn J Phlebol, 2002, 13: 325-333.

［76］ Kistner RL. Primary venous valve in competence of the leg［J］. Am J surg, 1980, 140（2）: 218.

［77］ Kostas TT, Ioannou CV, Veligrantakis M, et al. The appropriate length of great saphenous vein stripping should be based on the extent of reflux and not on the intent to avoid saphenous nerve injury［J］. J Vasc Surg, 2007, 46（6）: 1234-1241.

［78］ Kumar B, Hu J, Pan N. Smart medical stocking using memory polymer for chronic venous disorders［J］. Biomaterials, 2016, 75（174）: 263-266.

［79］ Labropoulos N, Giannoukas AD, Delis K, et al. The impact of isolated lesser saphenous vein system incompetence on clinical signs and symptoms of chronic venous disease［J］. J Vasc Surg, 2000, 32（5）: 954-960.

［80］ Labropoulos N, Giannoukas AD, Delis K, et al. Where does venous reflux start?［J］. J Vasc Surg, 1997, 26（5）: 736-742.

［81］ Lei Zhang, Shi-hong Lu, Li Li, et al. Batroxobin mobilizes circulating endothelial progenitor cells in patients with deep vein Thrombosis［J］. Clin Appl Thromb Hemost, 2011, 17（1）: 75-79.

［82］ Lim K H, Hill G, van R A. Deep venous reflux definitions and associated clinical and physiological significance［J］. Lymphat Disord, 2013, 1: 325-332.

［83］ Lin JC, Iafrati MD, O'Donnell TF Jr, et al. Correlation of duplex ultrasound scanning-derived valve closure time and clinical classification in patients with small saphenous vein reflux: is lesser saphenous vein truly lesser?［J］.J Vasc Surg, 2004, 39（5）: 1053-1058.

［84］ Linton RR. The communicating veins of the lower leg and the operative technique for their ligation［J］. Ann Surg, 1938, 107: 582-593.

［85］ Londahl M, Landin Olsson M, Katzman P. Hyperbaric oxygen therapy improves health-related quality of life in patients with diabetes and chronic foot ulcer［J］. Diabet Med, 2011, 28（2）: 186-190.

［86］ Ludbrook J. Valvular defect in primary varicose veins: cause or effect?［J］. Lancet, 1963, 2: 1289-1292.

［87］ Luebke T, Brunkwall J. Meta-analysis of subfascial endoscopic perforator vein surgery（SEPS）for chronic venous insufficiency［J］. Phlebology, 2009, 24（1）: 8-16.

［88］Luebke T, Brunkwall J. Meta-analysis of transilluminated powered phlebectomy for superficial varicosities［J］. J Cardiovasc Surg（Torino）, 2008, 49（6）: 757-764.

［89］Mahmoud BM, Umair Q, Gerald L, et al. Comparative effectiveness of surgical interventions aimed at treating underlying venous pathology in patients with chronic venous ulcer［J］. Journal of Vascular Surgery, 2014, 2（2）: 212-225.

［90］Maleti, Perrin M. Reconstructive surgery for deep vein renux in the lower lilIlbs: techniques, results and indications［J］. Eur J vasc Endo-vasc Surg, 2011, 41（6）: 837-848.

［91］Mantoni M, Larsen L, Lund JO, et al. Evaluation of chronic venous disease in the lower limbs: comparison of five diagnostic methods［J］. Br J Radiol, 2002, 75（895）: 578-583.

［92］Marc A, Passman, Robert B, et al. Validation of Venous Clinical Severity Score（VCSS）with other venous severity assessment tools from the American Venous Forum, National Venous Screening Program［J］. Journal of Vascular Surgery, 2011, 54（6）: 2-9.

［93］Mark D, Iafrati M D, Harold J, et al. Subfascial endoscopic perforator ligation:An analysis of early clinical outcomes and cost［J］. J Vasc Surg, 1997, 25（6）: 995-1000.

［94］Marsden G, Perry M, Bradbury A, et al. A cost-effectiveness analysis of surgery, endothermal ablation, ultrasound-guided foam sclerotherapy and compression stockings for symptomatic varicose veins［J］. European Journal of Vascular and Endovascular Surgery, 2015, 50（6）: 794-801.

［95］Mauck KF, Asi N, Elraiyah TA, et al. Comparative systematic review and meta-analysis of compression modalities for the promotion of venous ulcer healing and reducing ulcer recurrence［J］. Journal of Vascular Surgery, 2014, 60（2）: 71S-90S.

［96］Mayberry JC, Moneta GL, Taylor LM, et al. Fifteen-year results of ambulatory compression therapy for chronic venous ulcers［J］. Surgery, 1991, 109（1）: 575-581.

［97］Mayo C. The surgical treatment of varicose veins［J］.Saint Paul Med J, 1904, 6:695.

［98］Min RJ, Zimmet SE, Isaacs MN, et al. Endovenous laser treatment of the incompetent greater saphenous vein［J］. J Vasc Interv Radiol, 2001, 12（10）: 1167-1171.

［99］Mohoney P A, Nelson R E. Venous stasis:successful outcome and symetomatic relief in patient undergoing lionton procedures［J］. S D J Med, 1994,2: 45-48.

［100］Moore W. The operative treatment of varicose veins: a special reference to a modification of the Trendelenburg operation［J］. Intercolonial Med J Aust, 1896, 1:393.

［101］Morrison C, Dalsing M C. Signs and symptoms of saphenous nerve injury after greater saphenous vein stripping: prevalence, severity, and relevance for modern practice［J］. J Vasc Surg, 2003, 38（5）: 886-890.

［102］Myers KA, Ziegenbein RW, Zeng GH, et al. Duplex ultrasonography scanning for chronic venous disease: patterns of venous reflux［J］. J Vasc Surg, 1995, 21（4）: 605-612.

［103］Myers K A. Outcome of ultrasound-guided sclerotherapy for varicose veins: medium-term results assessed by ultrasound surveillance［J］.Eur J Vasc Endovasc Surg, 2007, 33（1）: 116-121.

［104］Navarro L, Min RJ, Bone C. Endovenous laser: a new minimally invasive method of treatment for varicose veins—preliminary observations using an 810 nm diode laser［J］. Dermatol Surg, 2001, 27（2）: 117-122.

［105］Navarro TP, Nunes TA, Ribeiro AL, et, al. Is total abolishment of great saphenous reflux in the invasive treatment of superficial chronic venous insufficiency always necessary?［J］. Int Angiol, 2009, 28（1）: 4-11.

［106］Neglen P, Raju S. A comparidion between descending phlebography and duplex Doppler innertigation in the evaluation of reflux in chronic venous insufficiency:a challenge to phlebography as the "gold stadard"［J］. Vasc Surg, 1992, 16: 687-693.

［107］Nelzen O. Prospecrive study of safety,patient satisfaction and leg ulcer healing following saphenous and subfascia endoscopic perforator surgery［J］. Br J Surg, 2000, 87（1）: 86.

［108］Nesbitt C.Endovenous ablation（radiofrequency and laser）and foam sclerotherapy versus open surgery for great saphenous vein varices［J］. Cochrane Database Syst Rev, 2014, 7（5）: 5624.

［109］Nicolaides A N. Lnvestigation of chronic venous insufficiency［J］. Circulation, 2000, 102（1）: 126-163.

［110］Nicolaides A N. Surgical management odeep venous reflux［J］.Vasc, 1997, 31（30）: 289.

［111］Nitecki S, Bass A. Ultrasound-guided foam sclerotherapy in patients with Klippel-Trenaunay syndrome［J］. Isr Med Assoc J, 2007, 9（2）: 72-75.

［112］O'Donnell TF Jr, Burnand KG, Clemenson G, et al. Doppler examination vs clinical and phlebographic detection of the location of incompetent perforating veins: a prospective study［J］. Arch Surg, 1977, 112（1）: 31-35.

［113］O'Donnell TF Jr, Passman MA, Marston WA, et al. Management of venous leg ulcers: clinical practice guidelines of the Society for Vascular Surgery and the American Venous Forum［J］. J Vasc Surg, 2014,60（2）: 3S-59S.

［114］O'Donnell TF Jr. The present status of surgery of the superficial venous system in the management of venous ulcer and the evidence for the role of perforator interruption［J］.J Vasc Surg, 2008, 48: 1044-1052.

［115］O'Flynn N, Vaughan M, Kelley K. Diagnosis and management of varicose veins in the legs: NICE guideline［J］. Br J Gen Pract, 2014, 64（623）: 314-315.

［116］Orbach E J. Clinical evaluation of a new technic in the sclerotherapy of varicose veins［J］.J Int Coll Surg, 1948, 11（4）: 396-402.

［117］Padberg Jr F T. Endoscopic perforating vein ligation its complementary role in the surgical management of chronic venous insufficiency［J］. Ann vasc surg, 1999, 13（3）: 343.

［118］Pang KH, Bate GR, Darvall KA, et al. Healing and recurrence rates following ultrasound-guided foam sclerotherapy of superficial venous reflux in patients with chronic venous ulceration［J］. Eur J Vasc Endovasc Surg, 2010, 40（6）: 790-795.

［119］Parra JR, Cambria RA, Hower CD, et al. Tissue in hibitor of metalloproteinase-1 is in the saphenofemoral junction o fpatients with varies in the leg［J］. J Vasc Surg, 1998, 28（4）: 669.

［120］Partsch H. Compression therapy［J］. Int Angiol, 2010, 29（5）: 391.

［121］Pascarella L, Shortell CK. Medical management of venous ulcers［J］. Semin Vasc Surg, 2015: 28（1）: 8-21.

［122］Perkins JM. Standard varicose vein surgery［J］. Phlebology, 2009, 24（Suppl 1）: 34-41.

［123］Perrin M, Ramelet AA. Pharmacological treatment of primary chronic venous disease: rationale, results and unanswered questions［J］. Eur J Vasc Endovasc Surg, 2011, 41（2）: 117-125.

［124］Peskun CJ, Chahal J, Steinfeld ZY, et al. Fibular nerve injury after small saphenous vein surgery［J］. Ann Vasc Surg, 2012, 26（5）: 711-725.

［125］Pierik EG, van Urk H, Hop WC, et al. Endoscopic versus open subfacial division of incompetent perforating veins in the treatment of venous leg ulceration:a randomized trial ［J］. J Vasc Surg, 1997, 26（6）: 1049-1054.

［126］Proebstle TM, Moehler T, Herdemann S. Reduced recanalization rates of the great saphenous vein after endovenous laser treatment with increased energy dosing: definition of a threshold for the endovenous fluence equivalent［J］. J Vasc Surg, 2006, 44（4）: 834-839.

［127］Proebstle TM, Moehler T, Gul D, et al. Endovenous treatment of the great saphenous vein using a 1,320-nm Nd:YAG laser causes fewer side effects than using a 940-nm diode laser ［J］. Dermatol Surg, 2005,31（12）: 1678-1684.

［128］Psaila JV, Melhuish J. Viscoelastic properties and collagen content of the long saphenous vein in normal and varicose veins［J］. Br J Surg, 1989, 76（1）: 37-40.

［129］Rabe E, Breu F X, Cavezzi A, et al. European guidelines for sclerotherapy in chronic venous disorders［J］. Phlebology, 2014, 29（6）: 338-354.

［130］Rabe E, Pannier F. Clinical, aetiological, anatomical and pathological classification（CEAP）: gold standard and limits［J］. Phlebology, 2012, 27（Suppl 1）: 114-118.

［131］ Rabe E, Pannier F. Indications, contraindications and performance: European Guidelines for Sclerotherapy in Chronic Venous Disorders［J］. Phlebology, 2014, 29（1）: 26-33.

［132］ Rabe E, Pannier-Fischer F, Gerlach H, et al. for the German Society of Phlebology. Guidelines for sclerotherapy of varicose veins［J］. Dermatol Surg, 2004, 30（5）: 687-693.

［133］ Radomski MW, Palmer RM, Moncada S. Glucocorticoids inhibit the expresstion of aninducible, but not the constitutive, nitric oxide synthase in vascular endothelial cells［J］. Proc Nation Acad Sci USA, 1990, 87（24）: 10043.

［134］ Raffetto J D, Khalil R A. Mechanisms of varicose vein forma-tion: valve dysfunction and wall dilation［J］.Phlebology, 2008, 23: 85-98.

［135］ Rasmussen LH. Randomized clinical trial comparing endovenous laser ablation, radiofrequency ablation, foam sclerotherapy and surgical stripping for great saphenous varicose veins［J］. Br J Surg, 2011, 98（8）: 1079-1087.

［136］ Rautio T, Ohinmaa A, Pera J, et al. Endovenous obliteration versus conventional stripping operation in the treatment of primary varicose veins: a randomized controlled trial with comparison of the costs［J］. J Vasc Surg, 2002, 35: 958-965.

［137］ Reporting standards in venous disease. Prepared by the Subcommittee on Reporting Standards in Venous Disease, Ad Hoc Committee on Reporting Standards, Society for Vascular Surgery/ North American Chapter, International Society for Cardiovascular Surgery［J］. J Vasc Surg, 1988, 8（2）: 172-181.

［138］ Rockson SG. Lymphedema［J］. American Journal of Medicine, 2006, 8（2）: 288-295.

［139］ Rosales A, Sandbaek G, Jorgensen JJ. Stenting for chronic post-thrombotic vena cava and iliofemoral venous occlu-sions: mid-term patency and clinical outcome［J］. Eur J Vasc Endovasc Surg, 2010, 40（5）: 234-240.

［140］ Rose SS, Ahmed A. Some thoughts on the aetiology of varicose veins［J］. J Cardiovasc Surg （Torino）, 1986, 27（5）: 534-543.

［141］ Rustempasic N, Cvorak A, Agincic A. Outcome of endovenous laser ablation of varicose veins ［J］. Acta Inform Med, 2014, 22（5）: 329-332.

［142］ Sam RC, Silverman SH, Bradbury AW. Nerve injuries and varicose vein surgery［J］, Eur J Vasc Endovasc Surg, 2004, 27（2）: 113-120.

［143］ Sansilvestri-Morel P, Rupin A, Jaisson S, et al. Synthesis of collagen is dysregulated in cultured fibroblasts derived from skin of subjects with varicose veins as it is in venous smooth muscle cells［J］. Circulation, 2002, 106（4）: 479-483.

［144］ Sato E, Goff D G.Subfascial perforator vein ablation:Comparison of open versus endoscopic techniques［J］. Endovasc Surg, 1999, 6（2）: 147-154.

[145] Schmedt C G, Sroka R, Steckmeier S, et al. Investigation on radiofrequency and laser (980 nm) effects after endoluminal treatment of saphenous vein insufficiency in an ex-vivo model [J].Eur J Vasc Endovas Surg, 2006, 32 (3): 318-325.

[146] Schmid Schönbein GW, Takase S, Bergan JJ. New advances in the understanding of the pathophysiology of chronic venous insufficiency [J]. Angiology, 2001, 52 (1): 27-34.

[147] Scultetus AH, Villavicencio JL, Kao TC, et al. Microthrombectomy reduces postsclerotherapy pigmentation: multicenter randomized trial [J]. J Vasc Surg, 2003, 38: 896-903.

[148] Seager M J, Busuttil A, Dharmarajah B, et al. A Systematic Review of Endovenous Stenting in Chronic Venous Disease Secondary to Iliac Vein Obstruction [J]. European Journal of Vascular, 2015, 51 (1): 100-120.

[149] Serra R, Buffone G, de Franciscis A, et al. A genetic study of chronic venous insufficiency [J]. Ann Vasc Surg, 2012, 26 (2): 636-642.

[150] Shami SK, Sarin S, Cheatle TR, et al. Venous ulcers and the superficial venous system [J].J Vasc Surg, 1993, 17: 487-490.

[151] Shamiyeh A, Schrenk P, Huber E, et al. Transilluminated powered phlebectomy: advantages and disadvantages of a new technique [J]. Dermatol Surg,2003, 29 (6): 616-619.

[152] Smith PC. Chronic venous disease treated by ultrasound guided foam sclerotherapy [J]. Eur J Vasc Endovasc Surg, 2006, 32 (5): 577-583.

[153] Sola Ldel R, Aceves M, Duenas AI, et al. Varicose veins show enhanced chemokine expression [J]. Eur J Vasc Endovasc Surg, 2009, 38 (5): 635-641.

[154] Somlyo AP, Somlyo AV. Signal transduction and regulation in smooth muscle [J]. Nature, 1994, 372 (6503): 231.

[155] Spitz GA, Braxton JM, Bergan JJ. Outpatient varicose vein surgery with transilluminated powered phlebectomy [J]. Vasc Surg, 2000, 34 (3): 547-555.

[156] Stuart WP, Adam DT. Subfascial endoscopic perforator surgery is associated with significantly less morbidity and shorter hospital stay than open operation (linton's procedure) [J]. Br J Surg, 1997, 84 (10): 1364-1368.

[157] Stücker M, Moritz R, Altmeyer P, et al. New concept: different types of insufficiency of the saphenofemoral junction identified by duplex as a chance for a more differentiated therapy of the great saphenous vein [J]. Phlebology, 2013, 28 (5): 268-274.

[158] Tawes RL, Barron ML, Coello AA, et al. Optimal therapy for advanced chronic venous insufficiency [J]. J Vasc Surg, 2003, 37 (6): 545-551.

[159] TenBrook JA Jr, Iafrati MD, O'Donnell TF Jr, et al. Systematic review of outcomes after surgical management of venous disease incorporating subfascial endoscopic perforator surgery

［J］. J Vasc Surg, 2004, 39（2）: 583-589.

［160］Tessari L, Cavezzi A, Frullini A. Preliminary experience with a new sclerosing foam in the treatment of varicose veins［J］. Dermatol Surg, 2001, 27（1）: 58-60.

［161］Thomas Noppeney, 主编；曲乐丰, 主译. 静脉曲张的临床诊治［M］. 上海: 第二军医大学出版社, 2012.

［162］Travers JP, Brookes CE, Evans J. Assessment of wall structure and composion of varicose vein with reference to collagen elastin and smooth muscle content［J］. Eur J Endonas Surg, 1996, 11（2）: 230.

［163］Trendelenburg F. Uber Die Unterbindung der Vena Saphena Magna bei Unterschendelzaricen［J］. Berl Klin Chir, 1890, 7:195.

［164］Vasquez MA, Wang J, Mahathanaruk M, et al. The utility of the Venous Clinical Severity Score in 682 limbs treated by radio frequency saphenous vein ablation［J］. J Vasc Surg, 2007, 45（5）: 1008-1014.

［165］Vincent JR, Jones GT, Hill GB, et al. Failure of microvenous valves in small superficial veins is a key to the skin changes of venous insufficiency［J］. J Vasc Surg, 2011, 54: 62S-69S.

［166］Winterborn RJ, Foy C, Earnshaw JJ. Causes of varicose vein recurrence: late results of a randomized controlled trial of stripping the long saphenous vein［J］. J Vasc Surg, 2004, 40（4）: 634-639.

［167］Wittens C, Davies A, Bækgaard N, et al. Management of Chronic Venous Disease: Clinical Practice Guidelines of the European Society for Vascular Surgery（ESVS）［J］.European Journal of Vascular, 2015, 49（6）: 678-737.

［168］Yamada T, Tomita S, Mori M, et al. Increased mast cell infiltration in varicose veins of the lower limbs: a possible role in the development of varices［J］. Surgery, 1996, 119（5）: 494.

［169］Yamada T, Yamamoto H, Ogawa A, et al. Ulrastructural demonstration of mast cells in varieose veins of lower limbs: presence of mast cell-mediated mechanism［J］. J Cardiovasc Surg, 1997, 38（5）: 443.

［170］Zamboni P, Tognazzo S, Izzo M, et al. Hemochromatosis C282Y gene mutation increases the risk of venous leg ulceration［J］. J Vasc Surg, 2005, 42（5）: 309-314.

［171］Zerweck C, von Hodenberg E, Knittel M, et al. Endovenous laser ablation of varicose perforating veins with the 1470 nm diode laser using the radial fibre slim［J］. Phlebology, 2014, 29（3）: 30-36.

［172］Zhu HP, Zhou YL, Zhang X, et al. Combined endovenous laser therapy and pinhole in the treatment of symptomatic great saphenous varicose veins［J］. Ann Vasc Surg, 2014, 28（2）: 301-305.

［173］北京协和医院护理部．北京协和医院护理常规［M］．北京：北京协和医科大学出版社，2002．

［174］曾德筠，杨维竹．聚桂醇泡沫硬化剂与无水乙醇硬化治疗静脉畸形的临床疗效及作用机制研究［D］．福州：福建医科大学，2012．

［175］陈翠菊．现代实用静脉外科学［M］．北京：军事医学科学出版社，2006：183-186．

［176］陈孝平．外科学［M］．第2版．北京：人民卫生出版社，2013．

［177］成令忠，钟翠平，蔡文琴．现代组织学［M］．上海：上海科学技术文献出版社，2003：366-373．

［178］程勇，时德．下肢静脉曲张血管壁重塑的研究［J］．中华实验外科杂志，2002，19（2）：134-136．

［179］程勇，赵渝，时德，等．小腿深筋膜下内镜交通支离断术与传统手术在下肢静脉溃疡治疗中的比较［J］．第三军医大学学报，2002，24（7）：833-835．

［180］戴毅，李敬东，武国，等．选择性Trivex刨吸术对手术后并发症的预防［J］．中国现代手术学杂志，2010，14（4）：298-300．

［181］邓显，周翔宇，施森，等．中成药脉管复康片治疗下肢静脉性溃疡疗效观察［J］．泸州医学院学报，2015，38（2）：167-168．

［182］符伟国，徐欣，王玉琦，等．微创刨吸术治疗静脉曲张22例报告［J］．中国实用外科杂志，2003，23（1）：59．

［183］合记图书出版社编著委员会．Bailey's组织学［M］．台北：合记图书出版社，1987：378．

［184］胡作军，王深明，吴惠茜，等．细胞凋亡在原发性下肢深静脉功能不全的大隐静脉曲张发病中的作用［J］．中国普通外科杂志，2004，13（1）：25．

［185］霍红军，张杰，闫玉矿，等．术中逆行造影诊断原发性下肢深静脉瓣膜功能不全［J］．实用医学杂志，2010，24（6）：1022-1023．

［186］霍芊竹，代远斌，黄淑君．下肢主要静脉的应用解剖及其临床意义［J］．重庆医科大学学报，2009，33（10）：1411-1414．

［187］纪道怀，顾建萍．下肢浅静脉曲张的流行病学调查［J］．上海医学，1990，13（11）：656-658．

［188］蒋米尔，张培华．临床血管外科学［M］．北京：科学出版社，2014．

［189］李南林，王岭，段小莉，等．雌激素、黄体酮受体在正常及曲张的大隐静脉中的表达［J］．第四军医大学学报，2002，23（8）：712．

［190］李伟华，朱秀美．正常大隐静脉管壁近远端组织学差异观察［J］．青岛大学医学院学报，2005，45（1）：67．

［191］李晓曦，吴志棉，王深明．腔镜深筋膜下交通静脉结扎治疗下肢静脉曲张［J］．中国修复重建外科杂志，2002，16（6）：374-375．

［192］李晓曦,吴志棉,李松奇,等.腔镜深筋膜下结扎交通支静脉治疗慢性下肢静脉溃疡[J].中国实用外科杂志,2000,20(8):469-470.

［193］梁启发.交通静脉结扎术[M].血管外科手术学.北京:人民卫生出版社,2002:427.

［194］廖雯俊,毛一雷.肝癌围手术期规范化管理[J].中国实用外科杂志,2014,34(8):783785.

［195］刘宝刚.局麻药的脊髓神经系统毒性[J].国外医学:麻醉学与复苏分册,1999,20(4):230-232.

［196］刘昌伟.血管外科临床手册[M].北京:人民军医出版社,2012.

［197］刘端俊.大隐静脉高位结扎联合泡沫硬化剂治疗静脉曲张溃疡50例临床观察[J].湖北中医杂志,2014(6):47.

［198］刘芳.下肢静脉曲张的彩色多普勒超声诊断价值[J].吉林医学,2010,31(18):2865.

［199］刘珊,杨镛,杨国凯,等.经皮透光负压旋切治疗下肢浅表静脉曲张性溃疡130例[J].中国现代普通外科进展,2013(9):731-733.

［200］刘树伟,李瑞锡.局部解剖学[M].第8版.北京:人民卫生出版社,2013:255-256.

［201］刘韬,徐海栋.银离子敷料促慢性创面愈合效应[J].中国组织工程研究,2013(42):7494-7500.

［202］刘小平,郭伟,贾鑫,等.内翻剥脱加点式抽剥治疗下肢静脉曲张(附500例报告)[J].中国血管外科杂志(电子版),2010,2(3):166-168.

［203］刘小平,郭伟.导管引导下泡沫硬化剂疗法治疗大隐静脉曲张[J].中华外科杂志,2009,47(24):529.

［204］刘长建.下肢水肿病因和鉴别诊断[J].中国实用外科杂志,2010(12):1072-1074.

［205］陆信武.下肢静脉疾病临床定性定量评价标准[J].中国血管外科杂志,2010,2(1):8-13.

［206］马瑞鹏,戴向晨,罗宇东,等.腔镜深筋膜下交通静脉离断术治疗下肢静脉性溃疡[J].中国普通外科杂志,2012,21(12):1510-1514.

［207］梅家才,汪昱,伍波,等.腔内激光微创治疗下肢静脉曲张450例报告[J].中国微创外科杂志,2007,7(7):617-618.

［208］梅家才,伍波,汪昱,等.940nm激光腔内治疗下肢静脉曲张[J].外科理论与实践,2005,10(1):82-84.

［209］梅家才,赵珺,邵明哲,等.浅谈下肢静脉曲张激光治疗经验[J].中国现代普通外科进展,2009,12(11):982-983.

［210］彭裕文.局部解剖学[M].第7版.北京:人民卫生出版社,2008.

［211］彭正,王春喜,李荣.曲张大隐静脉第一对瓣膜弹性纤维病理组织学观察[J].解放军医学杂志,2002,27(9):836.

［212］乔正荣,时德.细胞凋亡在下肢静脉曲张发生机制中的作用［J］.中国普外基础与临床杂志,2001,8(3):91.

［213］裘法祖,吴阶平.黄家驷外科学［M］.北京:人民卫生出版社,1986:868.

［214］商广耀,崔云竹.大黄油纱促进糖尿病足创面愈合的临床研究［J］.河南中医,2013,33(12):2147.

［215］尚德俊,王嘉桔,张伯根.中西医结合周围血管疾病学［M］.北京:人民卫生出版社,2004:329.

［216］沈健,陆信武.血管壁重塑与静脉曲张的关系［J］.中华普通外科杂志,2002,29(4):227-229.

［217］沈彤,刘洪燕,辛华秀.中西医结合治疗静脉曲张合并下肢溃疡26例［J］.辽宁中医杂志,2006,5(6):55-57.

［218］孙英新,孔令泉.下肢静脉性溃疡的外科治疗［J］.第三军医大学学报,2003,25(14):1297-1299.

［219］谭正力,郁正亚.下肢静脉曲张静脉腔内激光治疗参数设定分析［J］.中国实用外科杂志,2009,29(11):941-942.

［220］唐杰,温朝阳.腹部和外周血管彩色多普勒诊断学［M］.第3版.北京:人民卫生出版社,2007.

［221］万学红.诊断学［M］.北京:人民卫生出版社,2013.

［222］汪忠镐,李鸣,于健,等.微粒化纯化的黄酮成分治疗下肢慢性静脉功能不全133例的疗效评价［J］.中华普通外科杂志,2002,17(11):660-662.

［223］汪忠镐,王深明,俞恒锡.血管淋巴外科学［M］.北京:人民卫生出版社,2008.

［224］汪忠镐,杨镛,王深明,等.微创血管外科学［M］.北京:中国协和医科大学出版社,2011.

［225］汪忠镐,张福先.血管外科手术并发症的预防与处理［M］.北京:科学技术文献出版社,2001.

［226］汪忠镐.汪忠镐血管外科学［M］.杭州:浙江科学技术出版社,2010.

［227］汪忠镐.血管淋巴管外科学［M］.北京:人民卫生出版社,2008.

［228］王成洪,丁锐,张秀珊,等.曲张大隐静脉的病理改变与临床关系初步探讨［J］.安徽医学,2002,23(1):22.

［229］王昆,乔正荣,时德.腓肠肌泵与下肢慢性静脉功能不全［J］.中国普外基础与临床杂志,2002,9(1):53-54.

［230］王昆,乔正荣,时德.下肢静脉曲张排肠肌的病理形态学研究［J］.中华普通外科杂志,2001,10(6):505-510.

［231］王丽娜.下肢静脉曲张手术病人的护理及健康宣教［J］.全科护理.2012,10(33):3124.

［232］王深明,胡作君.内镜筋膜下交通支静脉结扎术治疗重度慢性下肢静脉功能不全51例

［J］.中华普通外科杂志,2003,18(9):527-529.

［233］王深明,李晓曦,吴状宏,等.下肢瓣膜功能不全的瓣膜修复成形术［J］.中华外科杂志,1999,37(1):38.

［234］王深明,王斯文.下肢深静脉瓣膜功能不全的外科治疗［J］.临床外科杂志,2014,22(7):472-474.

［235］王深明.慢性静脉疾病的外科治疗进展［J］.中国实用外科杂志,2000,20(6):371.

［236］王深明.血管外科学［M］.北京:人民卫生出版社,2011.

［237］王小芳,刘薇群.自我管理模式在下肢静脉曲张微创术后的应用［J］.解放军护理杂志,2014,28(7B):20-22.

［238］王志刚,雷泽华,余慎林.静脉腔内激光和传统手术治疗下肢静脉曲张的近期疗效比较［J］.中国普外基础与临床杂志,2010,17(4):372-375.

［239］吴阶平,裘法祖.黄家驷外科学［M］.第6版.北京:人民卫生出版社,2002.

［240］吴欣娟,张晓静.北京协和医院医疗常规-临床护理常规［M］.北京:人民卫生出版社,2012.

［241］辛绍伟.新编实用血管外科学［M］.天津:天津科学技术出版社,2010.

［242］徐德春,李旭,沈卫星.慢性下肢静脉功能不全的个体化手术治疗［J］.安徽医学,2009,30(6):659-661.

［243］徐欣,符伟国,王玉琦,等.TriVex术后并发症的治疗［J］.中国临床医学,2004,11(4):604-605.

［244］杨博华.下肢静脉曲张的诊断与治疗［M］.北京:中国协和医科大学出版社,2013.

［245］杨军,胡新华,张强,等.表达谱基因芯片筛选大隐静脉曲张致病相关基因的初步研究［J］.中国医科大学学报,2004,33(2):136.

［246］杨牟,张居文.下肢静脉疾病诊断与治疗［M］.北京:人民卫生出版社,2013.

［247］杨镛,王深明,徐克.微创血管外科学［M］.北京:科学出版社,2011:256-258.

［248］杨镇,任大宏,胡虞乾,等.肝硬变患者脾静脉壁的构形改建和原癌基因c-fos的表达［J］.中华实验外科杂志,1998,15:495.

［249］姚凯.内镜筋膜下交通支静脉离断术治疗下肢慢性静脉性溃疡的研究［D］.长沙:中南大学,2006.

［250］殷恒讳,王深明,王劲松,等.原发性下肢深静脉瓣膜功能不全患者曲张大隐静脉组织内KIAA0353基因的表达缺失［J］.中华医学杂志,2003,83(8):620.

［251］殷恒讳,王深明,张革,等.PDVI患者曲张大隐静脉组织中DMN水平的表达［J］.中山大学学报(医学科学版),2003,24(3):217.

［252］殷文俊.健康宣教在优质护理服务中提高满意度的应用［J］.医药前沿,2011,01(24):103-104.

［253］应小薇,桂剑英.视频模式将康教育对关节置换术患者康复锻炼依从性的影响［J］.全科
医学临床与教育,2012,10（6）：706-707.

［254］袁平,冯昌宗,潘扬,等.肥大细胞浸润及原癌基因 c-fos 在下肢静脉曲张中的意义［J］.
贵阳医学院学报,2004,29（1）：33.

［255］张彩菊,华志娟.康然,等.健康宣教路径在下肢静脉曲张腔内激光治疗中的应用［J］.河
北医药,2013,35（10）：1586-1587.

［256］张福先.静脉血栓栓塞症诊断与治疗［M］.北京：人民卫生出版社,2013.

［257］张培华,蒋米尔.临床血管外科学［M］.第 3 版.北京：科学出版社,2011.

［258］张琦,黄修燕,赵珺,等.新型标记笔在下肢静脉曲张患者术前应用中的效果评价［J］.河
北医药,2013,35（19）：2885-2887.

［259］张强,王跃东,李君达.电视内镜下静脉交通支离断术治疗下肢复发性静脉性溃疡［J］.
中华外科杂志,1999,37（7）：423.

［260］张强,黄士明,丁季青.内镜超声刀交通支离断术治疗静脉溃疡［J］.中华外科杂志,
2004,42（7）：443-444.

［261］张绍祥,张雅芳.局部解剖学［M］.第 3 版.北京：人民卫生出版社,2005.

［262］张玉浩,梅家才,戴坤扬.腔内激光和传统手术治疗下肢静脉曲张的临床疗效比较［J］.
临床外科杂志,2007,15（5）：315-317.

［263］郑晶晶,练庆武,胡伟中.经皮浅静脉连续缝扎术治疗下肢静脉曲张［J］.中国临床医生,
2007,6（11）：72-73.

［264］钟世镇,丁自海,王增涛,等.血管外科临床解剖学［M］.济南：山东科学技术出版社,
2009.

［265］朱延朋,李伟华,孙春亮,等.点状抽剥联合腔内激光治疗大隐静脉曲张疗效分析（附145
例报告）［J］.中国普通外科杂志,2012,21（6）：767-768.

［266］邹仲之.组织胚胎学［M］.第 5 版.北京：人民出版社,2001：111-112.

《下肢静脉曲张治疗精要》跋

在 2015 年 11 月的 MEC 会上,中国微循环学会周围血管病专业委员会主任委员郑月宏教授与我交流,认为目前临床上治疗技术的应用方面存在一些问题,亟待加以规范,希望能够协助梅家才教授和静脉曲张学组的专家们,组织一部全面介绍下肢静脉曲张诊疗规范的书籍,并争取在 2016 年深港澳血管论坛首发。

时间紧,任务重,还要出精品,在会后立即进入工作状态。经过与梅家才主任反复推敲选题,最终在新年期间将任务正式分配到各位作者。来自全国各地十余所医院的中青年专家组成本书编者队伍,不仅有血管外科领域致力于外周静脉疾病的全国知名专家,也不乏近年崭露头角的新锐学者,大家在繁忙的临床和教学工作之余,如约完成了稿件撰写和修稿工作,也使我们见证了周围血管病专委会专家团队的力量。

尤其令人感动的是,在整个合作过程中,郑月宏主委为我提供了极大的自由发挥空间;梅家才组长将至爱亲人病故的痛苦深埋心底,如期完成了全部书稿的复审;汪涛、崔佳森、李昭辉、王晓天、王小平等几位主编、副主编全力协调配合。还令我感动的是,东南大学出版社张慧副总编在听闻本书的出版计划后,欣然承接了这项紧急任务,特辟绿色通道。没有出版单位提供的鼎力支持,就没有本书的顺利出版。所以说,这是一部凝聚多学科专家心血的作品。

在《临床误诊误治》杂志做了 20 余年的编辑,其间组织过部分书稿,但协助学术组织编撰书稿,对于我而言仍然是一次新的挑战。编辑这个职业，是一个学无止境的行当。近年来，有幸参与中国微循环学会周围血管病专业委员会的一些学术活动，对周围血管病较前有了新的认知。通过本书的组稿和协审，更使我对静脉曲张这一古老疾病的新技术、新观点有了全面的学习。

　　这个春夜，书稿全部付梓。掩卷深思：诊断技术日新月异，治疗技术层出不穷，到底哪一个是 NO.1？没有绝对定论，最终进行临床决策的，仍然是医师正确的临床思维和严谨的工作态度。如何让每一台看似简单的手术，都精益求精，力求安全？或许是当今医患关系的情景下，值得我们每一位血管外科医师深思的。

　　"不忘初心，方得始终"，向每一位坚守在临床一线的血管外科医师致敬！

《临床误诊误治》杂志社　丁　滨

2016 年 4 月 25 日